À propos des NCCN Guidelines for Patients®

National Comprehensive Cancer Network®

Saviez-vous que les meilleurs centres de lutte contre le cancer des États-Unis travaillent ensemble pour améliorer la prise en charge du cancer ? Cette alliance de centres de lutte contre le cancer de premier plan s'appelle le National Comprehensive Cancer Network® (NCCN®).

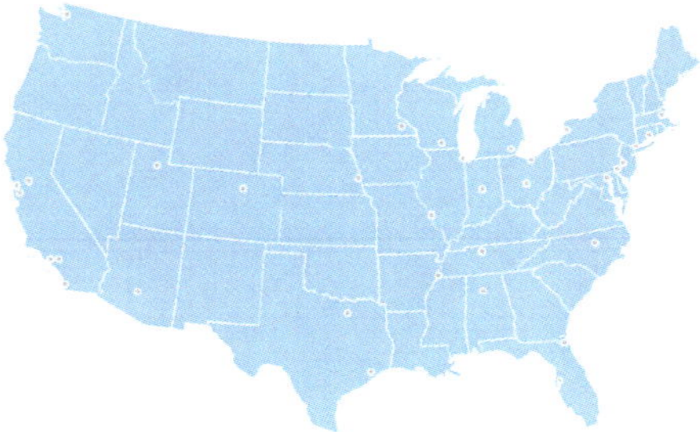

Les soins anticancéreux sont en constante évolution. Le NCCN élabore des recommandations en matière de prise en charge du cancer fondées sur des données probantes et utilisées par les professionnels de santé du monde entier. Ces recommandations fréquemment mises à jour constituent les NCCN Clinical Practice Guidelines in Oncology (NCCN Guidelines®). Les NCCN Guidelines for Patients expliquent clairement ces recommandations de spécialistes pour les personnes atteintes d'un cancer et les aidants.

Ces NCCN Guidelines for Patients sont basées sur les NCCN Clinical Practice Guidelines in Oncology (NCCN Guidelines®) consacrées au cancer de la vessie, version 1.2025 — 25 mars 2025.

Consulter gratuitement en ligne les NCCN Guidelines for Patients
NCCN.org/patientguidelines

Trouver un centre de lutte contre le cancer du NCCN près de chez vous
NCCN.org/cancercenters

Retrouvez-nous sur les réseaux

Soutiens

NATIONAL COMPREHENSIVE CANCER NETWORK®
NCCN FOUNDATION
Guiding Treatment. Changing Lives.

Les NCCN Guidelines for Patients sont financées par la
NCCN Foundation®

La NCCN Foundation tient à exprimer sa reconnaissance aux soutiens suivants, qui ont contribué à la mise à disposition de ces NCCN Guidelines for Patients :
AstraZeneca et Pfizer Inc.

Le NCCN adapte, met à jour et héberge de manière indépendante les NCCN Guidelines for Patients. Les entreprises qui nous soutiennent ne participent pas à l'élaboration des NCCN Guidelines for Patients et ne sont pas responsables du contenu ni des recommandations qui y figurent.

Pour faire un don ou en savoir plus, consultez le site en ligne
ou envoyez un e-mail à l'adresse suivante :

NCCNFoundation.org/donate

PatientGuidelines@NCCN.org

Table des matières

La NCCN Foundation vise à soutenir les millions de patients touchés par un diagnostic de cancer ainsi que leurs proches, en finançant et en distribuant les NCCN Guidelines for Patients. La NCCN Foundation s'engage également à faire progresser les traitements contre le cancer en finançant les médecins prometteurs américains, qui sont au cœur de l'innovation dans la recherche contre le cancer. Pour plus de détails et pour le catalogue complet des ressources destinées aux patients et aux aidants, rendez-vous sur NCCN.org/patients.

National Comprehensive Cancer Network (NCCN) et NCCN Foundation
3025 Chemical Road, Suite 100, Plymouth Meeting, PA 19462, États-Unis

1
À propos du cancer de la vessie

Avoir un cancer peut être source d'anxiété et d'inquiétude. Cet ouvrage vous aidera à comprendre votre diagnostic de cancer de la vessie. Il vous expliquera également les options thérapeutiques qui s'offrent à vous. Grâce à ces informations, vous serez en mesure de prendre des décisions éclairées quant au traitement qui vous convient le mieux.

Qu'est-ce que le cancer de la vessie ?

Le cancer de la vessie est une maladie dans laquelle les cellules du revêtement interne de la vessie se multiplient et se développent de manière incontrôlée. C'est l'un des cancers les plus fréquents chez les adultes.

Le cancer survient lorsque le processus cellulaire naturel est perturbé, entraînant l'apparition de cellules anormales dans la vessie. Ce sont des cellules cancéreuses.

Les cellules cancéreuses ne se comportent pas comme des cellules ordinaires. Elles développent des modifications qui leur permettent de se multiplier rapidement et de produire de nombreuses autres cellules cancéreuses. Les cellules cancéreuses supplantent les cellules normales.

Elles survivent également beaucoup plus longtemps que les cellules normales. Avec le temps, les cellules cancéreuses peuvent former une tumeur dans la

Cancer de la vessie

Le cancer de la vessie est souvent décrit en fonction de son degré de propagation dans la couche musculaire de la vessie.

Ici, la tumeur cancéreuse s'est développée au-delà du revêtement interne (couche urothéliale) et a envahi la couche musculaire de la paroi vésicale. Ce type de cancer est appelé cancer de la vessie infiltrant le muscle.

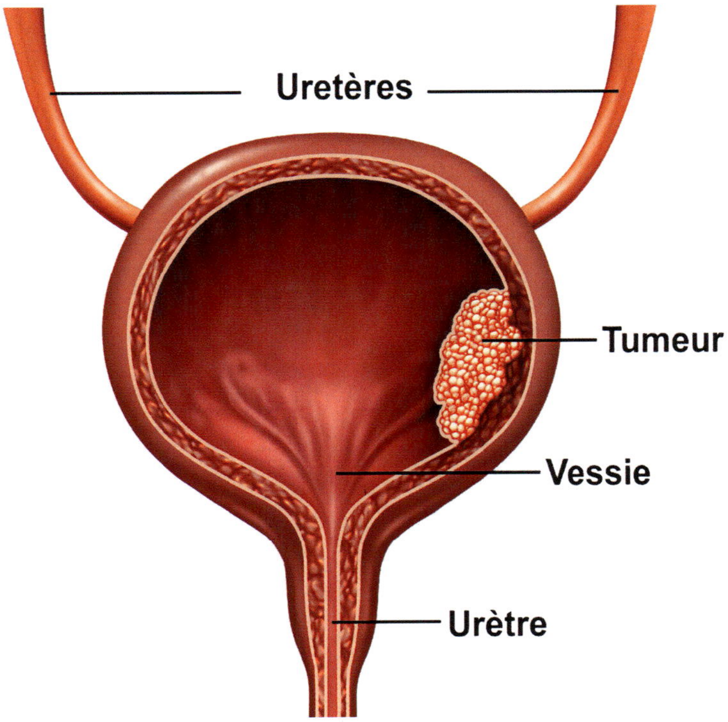

vessie. Parfois, les cellules se développent plus profondément et envahissent la couche musculaire de la vessie. Le cancer peut même traverser la vessie et se propager à d'autres parties du corps. Cette propagation est appelée métastase ou cancer métastatique.

Où commence le cancer de la vessie ?

Le cancer de la vessie commence généralement dans les cellules du revêtement interne élastique de la vessie, appelé urothélium. Ce revêtement empêche l'urine de s'infiltrer dans le corps.

La fonction principale de la vessie est de stocker l'urine. Il s'agit d'un organe creux en forme de ballon situé dans votre bassin, entre les os de la hanche, dans le bas de l'abdomen.

Quel est le stade de mon cancer de la vessie ?

Une fois le cancer de la vessie détecté, il est important de savoir à quel stade il se trouve et s'il s'est propagé. Le cancer de la vessie évolue en 4 phases :

- Le **cancer de la vessie n'infiltrant pas le muscle** s'est développé sur ou dans la couche interne de cellules urothéliales, mais pas dans la couche musculaire de la vessie.
- Le **cancer de la vessie infiltrant le muscle** s'est développé au-delà de la couche urothéliale interne de la vessie, dans sa couche musculaire. Il ne s'est en revanche pas développé ailleurs.
- Le **cancer de la vessie localement avancé** s'est développé jusqu'à l'extérieur de la vessie. Il a également atteint les ganglions lymphatiques ou les organes voisins dans le bassin, mais il ne s'est pas propagé aux organes ou aux ganglions lymphatiques éloignés de la vessie. (Les ganglions lymphatiques sont de petites glandes en forme de haricot qui transportent un liquide appelé lymphe et aident à combattre les infections. Ils sont situés dans tout le corps, y compris autour des voies urinaires.)
- Le **cancer de la vessie métastatique** s'est propagé en dehors de la vessie vers d'autres parties du corps. Les zones couramment touchées par le cancer de la vessie métastatique comprennent les ganglions lymphatiques situés hors du bassin, les os, les poumons, le foie et la paroi interne de l'abdomen.

Le traitement est différent pour chacune de ces 3 phases du cancer de la vessie. Ces phases sont ensuite divisées en stades, qui sont expliqués au *Chapitre 3 : Détermination du stade et du grade*.

Quel est le meilleur traitement pour le cancer de la vessie ?

Il n'existe pas de traitement unique universel. Le choix du traitement dépend du stade de votre cancer, de votre état de santé général et de vos préférences personnelles.

Très souvent, la meilleure option comprend plusieurs types de traitement. Les traitements courants du cancer de la vessie comprennent :

- Chirurgie
- Chimiothérapie
- Immunothérapie
- Radiothérapie
- Traitement ciblé

La chirurgie, seule ou associée à d'autres traitements, est utilisée à de nombreux stades du cancer de la vessie. Une intervention chirurgicale permet d'enlever uniquement la tumeur dans le cas d'un cancer peu avancé ou la totalité de la vessie dans un cas plus avancé.

La chimiothérapie ou l'immunothérapie peut également être directement administrée dans la vessie. Pour les personnes atteintes d'un cancer de la vessie métastatique, la chimiothérapie ou l'immunothérapie est utilisée pour traiter le cancer dans l'ensemble du corps. Vous trouverez plus d'informations sur les options thérapeutiques dans le *Chapitre 4 : Traitement du cancer de la vessie*.

Le traitement des effets indésirables causés par la cancérothérapie, quels qu'ils soient, s'appelle « soins de support ». Reportez-vous au *Chapitre 8 : Soins de support et autres formes d'aide*.

« Ne cherchez pas votre diagnostic sur Google et ne laissez pas des statistiques définir votre vie ! Chaque personne est unique et chaque cancer est différent. »

Que pouvez-vous faire pour obtenir les meilleurs soins ?

Soyez votre propre défenseur. Vous avez un rôle important à jouer dans votre prise en charge. En effet, vous aurez plus de chances d'obtenir les soins que vous souhaitez en posant des questions et en participant aux prises de décisions avec votre équipe soignante.

Les NCCN Guidelines for Patients vous aideront à comprendre la prise en charge du cancer. Cette compréhension facilitera les échanges concernant vos soins et vos préoccupations avec votre équipe soignante. De nombreuses personnes éprouvent plus de satisfaction lorsqu'elles jouent un rôle actif dans leurs soins.

Vous ne savez peut-être pas quoi demander à votre équipe soignante. C'est normal. Chaque chapitre de cet ouvrage se termine par une section importante intitulée *Questions à poser*. Ces suggestions de questions vous aideront à obtenir plus d'informations sur tous les aspects de vos soins.

Passez à l'étape suivante et poursuivez votre lecture pour découvrir les meilleurs soins pour vous !

Pourquoi devriez-vous lire cet ouvrage ?

Prendre des décisions concernant la prise en charge du cancer peut être stressant. Il se peut que vous deviez prendre des décisions difficiles sous pression impliquant des choix complexes.

Les patients et les professionnels de santé font confiance aux NCCN Guidelines for Patients. Elles expliquent clairement les recommandations actuelles en matière de soins formulées par des experts reconnus dans le domaine. Les recommandations s'appuient sur les dernières recherches et les pratiques des meilleurs centres de lutte contre le cancer.

La prise en charge du cancer n'est pas la même pour tout le monde. En suivant les recommandations d'experts adaptées à votre situation, vous avez plus de chances d'améliorer vos soins et d'obtenir de meilleurs résultats. Utilisez cet ouvrage comme un guide pour trouver les informations dont vous avez besoin pour prendre des décisions importantes.

2

Examens pour le cancer de la vessie

Plusieurs examens sont nécessaires pour diagnostiquer et traiter le cancer de la vessie. Ce chapitre décrit ces examens et ce à quoi vous pouvez vous attendre lors de leur réalisation.

Avant le début du traitement, vous devrez passer plusieurs examens pour confirmer votre diagnostic. Un diagnostic consiste à identifier une maladie sur la base d'examens. Ces examens mesurent l'étendue du cancer et sa vitesse de croissance.

Ils servent également à planifier le traitement, à évaluer son efficacité et à vérifier si le cancer est réapparu après le traitement.

Ce chapitre décrit les examens que vous pourriez passer et ce à quoi vous pouvez vous attendre lors de leur réalisation. Vous n'aurez pas nécessairement besoin de tous ces examens.

Certaines des personnes qui lisent cet ouvrage ont peut-être déjà effectué des examens et reçu un diagnostic de cancer de la vessie. Pour celles et ceux qui n'ont pas encore reçu de diagnostic, la seule façon de confirmer la présence d'un cancer de la vessie consiste à passer des examens pour :

- Examiner l'intérieur de votre vessie (cystoscopie et imagerie)
- Analyser votre urine (analyse d'urine et cytologie)
- Examiner un échantillon de tissu vésical prélevé chirurgicalement (résection et biopsie)

Examens de santé généraux

Antécédents médicaux et familiaux

Les antécédents médicaux répertorient tous les problèmes de santé et traitements que vous avez eus au cours de votre vie. Préparez-vous à énumérer toutes vos maladies ou blessures et les dates correspondantes. Dressez également une liste des médicaments qui vous ont été prescrits et des médicaments en vente libre, des plantes médicinales ou des compléments alimentaires que vous prenez.

Certains cancers ou autres maladies sont héréditaires. Votre équipe soignante vous interrogera sur les antécédents de santé des membres de votre famille qui sont vos proches parents. Ces informations s'appellent les antécédents familiaux. Interrogez les membres de votre famille sur leurs problèmes de santé, tels que les maladies cardiaques, les cancers et le diabète, et demandez-leur à quel âge ils ont été diagnostiqués.

Examen clinique

L'examen clinique est un examen physique de votre corps à la recherche de signes de maladie. Votre professionnel de santé peut rechercher des anomalies ou une sensibilité au niveau de votre abdomen et de votre bassin.

Analyses de sang et d'urine

Les analyses de sang permettent de vérifier les signes de maladie et le bon fonctionnement des organes. Une analyse de sang nécessite un échantillon de votre sang. Un échantillon peut être utilisé pour plusieurs analyses de sang différentes :

Hémogramme complet

L'hémogramme complet mesure les taux de globules rouges, de globules blancs et de plaquettes dans votre sang. Votre professionnel de santé voudra savoir si vous avez suffisamment de globules rouges

Qui fait partie de votre équipe soignante multidisciplinaire ?

Le traitement du cancer de la vessie nécessite une approche en équipe. Certains membres de votre équipe soignante vous accompagneront tout au long de votre traitement contre le cancer, tandis que d'autres seront présents seulement pour une partie de celui-ci. Votre équipe doit communiquer et travailler de concert afin de mettre en commun les savoirs de pointe de chaque spécialité. C'est ce qu'on appelle les soins multidisciplinaires. En fonction de votre diagnostic, votre équipe multidisciplinaire peut comprendre une dizaine ou plus de spécialistes et de professionnels de santé :

Votre médecin traitant s'occupe des soins médicaux qui ne sont pas liés à votre cancer. Il peut vous aider à exprimer vos idées sur les traitements auprès de votre équipe soignante.

Un urologue oncologue est un chirurgien qui diagnostique les cancers des voies urinaires et des organes reproducteurs masculins, et qui traite le cancer par chirurgie et thérapie intravésicale.

Un oncologue médical traite le cancer à l'aide de traitements systémiques (sur l'ensemble du corps) tels que la chimiothérapie et l'immunothérapie. Votre oncologue médical coordonnera en général vos soins avec les autres membres de l'équipe. Si ce n'est pas le cas, demandez qui coordonnera vos soins.

Un radio-oncologue prescrit et planifie la radiothérapie pour traiter le cancer.

Un spécialiste en radiologie diagnostique lit les résultats des radiographies et autres examens d'imagerie.

Les infirmiers en oncologie assurent les interventions pratiques, comme l'administration d'un traitement systémique, la gestion de vos soins, les réponses à vos questions et vous aident à faire face aux effets indésirables.

Un pathologiste examine et teste les tissus et les cellules pour diagnostiquer le cancer.

Un pharmacien prépare la chimiothérapie et d'autres médicaments, et peut vous conseiller sur le traitement.

Les infirmiers praticiens et les assistants médicaux surveillent votre état de santé et assurent les interventions pratiques.

Les kinésithérapeutes et les ergothérapeutes vous aident à conserver ou à retrouver vos forces et à éviter les blessures physiques ou à vous en remettre.

Les travailleurs sociaux en oncologie vous aident, vous et vos proches, à faire face au diagnostic de cancer et vous éclairent sur les questions liées aux soins de santé et à l'assurance.

Les nutritionnistes vous conseillent sur les aliments ou régimes alimentaires les mieux adaptés à votre état de santé.

Les psychologues et les psychiatres vous aident à gérer la dépression, l'anxiété ou tout autre problème de santé mentale auquel vous êtes confronté(e).

Les conseillers en génétique sont des experts qui interprètent l'impact potentiel de vos antécédents familiaux sur votre traitement.

pour transporter l'oxygène dans tout votre corps, de globules blancs pour combattre les infections et de plaquettes pour contrôler les saignements. Votre nombre de globules blancs peut être élevé si vous souffrez d'une infection ou d'une inflammation de la vessie.

Bilan métabolique complet

Un bilan métabolique complet (BMC) mesure les taux de substances chimiques, de protéines et d'autres substances importantes dans votre sang. Des taux trop élevés ou trop bas peuvent être le signe d'un problème de santé au niveau des reins ou du foie. Par exemple, le cancer de la vessie et les traitements contre le cancer peuvent affecter votre fonction rénale et votre débit urinaire.

Voici quelques examens importants inclus dans un BMC :

- Le **test de la fonction hépatique** examine les enzymes produites par le foie. Des taux élevés peuvent être le signe d'une atteinte hépatique, ce qui pourrait avoir une incidence sur le traitement qui vous sera prescrit.
- Le **test de la fonction rénale** mesure les déchets tels que la créatinine et l'azote uréique sanguin afin de vérifier si vos reins fonctionnent normalement.

Cytologie urinaire

La cytologie urinaire est un test de laboratoire qui analyse votre urine à la recherche de cellules cancéreuses ou précancéreuses. Elle peut vous être demandée si vous avez du sang dans vos urines.

Une cytologie urinaire se déroule comme les autres analyses urinaires : vous urinez dans un petit récipient en plastique. Votre urologue peut également prélever un échantillon de votre urine lors d'un examen cystoscopique. Quel que soit le mode de prélèvement, l'échantillon d'urine est envoyé à un laboratoire pour être analysé. Au laboratoire, un pathologiste (un médecin qui examine les cellules et les tissus pour détecter des maladies) recherchera des cellules anormales dans votre échantillon d'urine.

Si vous présentez des symptômes, parlez-en à votre professionnel de santé

Le cancer de la vessie est généralement détecté après l'apparition de symptômes. Un symptôme est un problème ou une sensation qui peut indiquer une maladie ou un trouble. Le symptôme le plus courant du cancer de la vessie, et celui qui apparaît généralement en premier, est la présence de sang dans les urines (hématurie).

Comment du sang se retrouve-t-il dans l'urine ? Les tumeurs de la vessie sont susceptibles de libérer un peu de sang, qui se mélange à l'urine dans votre vessie. Le sang peut donner à votre urine une couleur rose ou rouge vif. S'il y a trop peu de sang pour qu'il soit visible, votre urine peut sembler normale. Mais votre équipe clinique peut tout de même détecter la présence de sang en examinant un échantillon d'urine au microscope.

La présence de sang dans les urines peut avoir de nombreuses autres causes que le cancer de la vessie. Toute personne présentant ce symptôme doit donc consulter un professionnel de santé.

Les autres symptômes du cancer de la vessie sont les suivants :

- Envie fréquente d'uriner (pollakiurie)
- Besoin urgent d'uriner (urgenturie)
- Douleur lors de la miction
- Douleur dans le dos

Les personnes atteintes d'un cancer de la vessie ne présentent pas nécessairement tous ces symptômes. Certaines personnes ne présentent aucun symptôme.

Si des cellules anormales sont détectées, cela signifie qu'un cancer peut être présent n'importe où dans les voies urinaires. Vous devrez effectuer une cystoscopie pour déterminer si le cancer se trouve dans l'urètre ou dans la vessie. Si aucun cancer n'est détecté dans l'urètre ou la vessie, vous devrez passer des examens d'imagerie pour examiner les uretères, les reins ou d'autres zones.

Analyses d'urine pour détecter des marqueurs tumoraux

Les tumeurs libèrent des cellules cancéreuses qui peuvent se retrouver dans votre urine. Il existe désormais des analyses d'urine permettant d'identifier certaines de ces cellules tumorales spécifiques. Les scientifiques appellent ces cellules des marqueurs tumoraux.

Cystoscopie

Une cystoscopie est un examen qui permet de visualiser l'intérieur de l'urètre et de la vessie pour rechercher des signes de cancer. Si quelque chose semble suspect, l'urologue peut utiliser un petit instrument fixé au cystoscope pour prélever de minuscules échantillons de tissu à des fins d'analyse (biopsie).

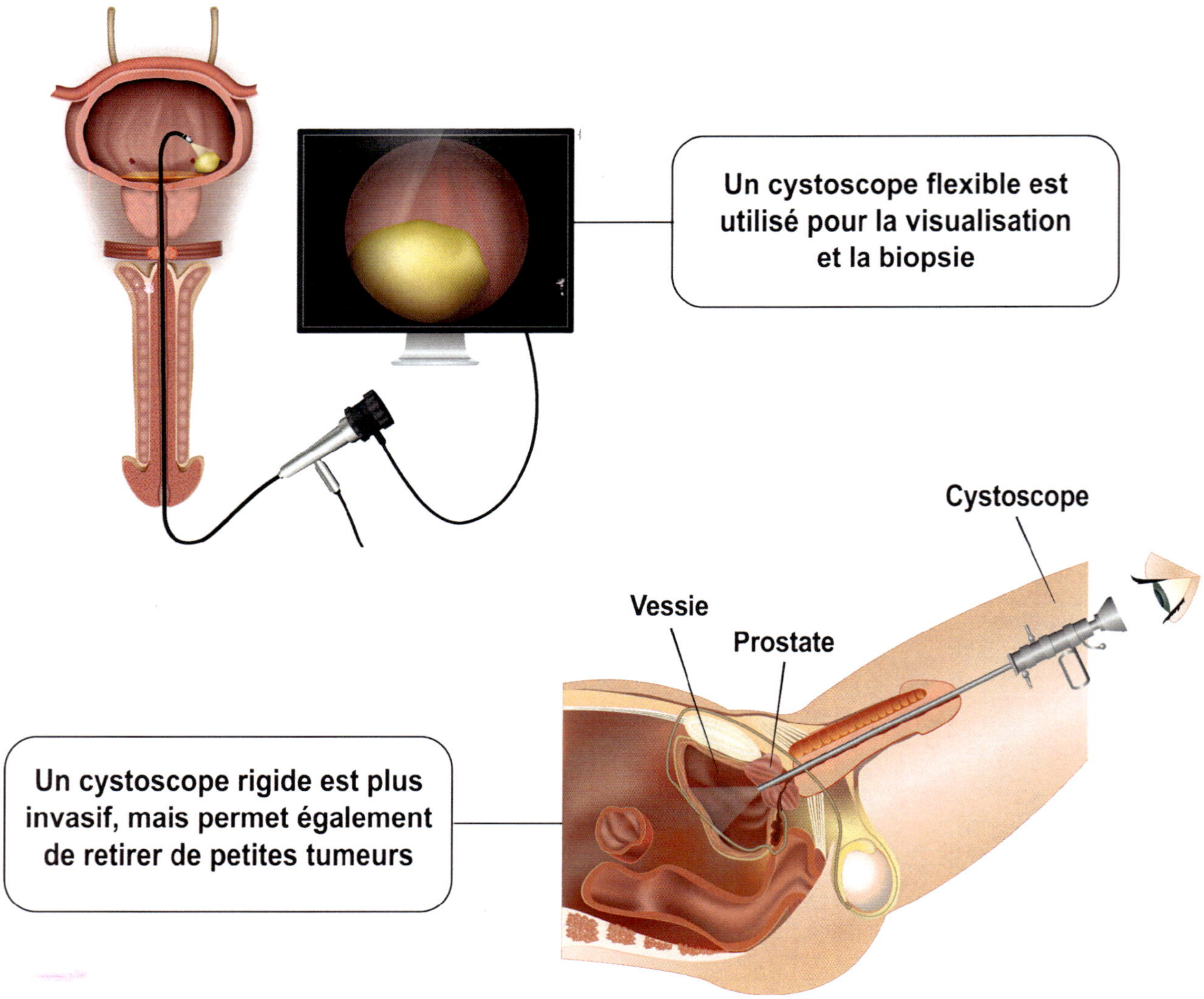

Les tests de marqueurs tumoraux peuvent fournir des indices utiles en cas de suspicion de cancer de la vessie. Mais à l'heure actuelle, ces tests ne sont pas encore suffisamment fiables pour diagnostiquer un cancer à eux seuls.

Les tests de marqueurs tumoraux sont également parfois utilisés pour la surveillance des personnes qui ont été traitées pour un cancer de la vessie n'infiltrant pas le muscle. La surveillance consiste à détecter toute récidive du cancer après le traitement ou l'exérèse.

Cystoscopie et biopsie

La cystoscopie est une intervention qui consiste à examiner l'intérieur de l'urètre et de la vessie à la recherche de signes de cancer. Cette intervention implique l'utilisation d'un cystoscope, un instrument en forme de tube muni d'une caméra et d'une lumière à son extrémité, qui est inséré dans l'urètre jusqu'à la vessie.

La cystoscopie peut être réalisée dans le cabinet de votre urologue, à l'hôpital ou dans une clinique. L'intervention ne dure que quelques minutes et ne nécessite pas d'anesthésie générale. Vous pouvez généralement rentrer chez vous après celle-ci, avec des symptômes minimes et sans cathéter urinaire.

Pendant une cystoscopie

Vous serez allongé(e) sur le dos sur une table d'examen. Il se peut que vos pieds soient surélevés et vos genoux écartés. Après avoir lubrifié l'extrémité de l'urètre (et éventuellement l'avoir anesthésiée à l'aide d'un gel anesthésiant), votre urologue introduira lentement le cystoscope dans l'urètre. Cet orifice se trouve à l'extrémité du pénis ou juste devant le vagin. Cela peut être désagréable au début, mais cela ne devrait pas être douloureux. Le cystoscope sera ensuite délicatement inséré plus en profondeur dans l'urètre jusqu'à la vessie.

La cystoscopie en lumière bleue est-elle préférable ?

Lors d'une cystoscopie, une lumière blanche est généralement utilisée pour voir l'intérieur de la vessie. Certains cystoscopes plus récents utilisent désormais une lumière bleue. Associée à un colorant spécial injecté dans la vessie, la cystoscopie en lumière bleue permet de détecter les tumeurs un peu plus nettement que la lumière blanche. Une autre technologie appelée imagerie à bande étroite aide également à détecter plus clairement les tumeurs pendant la cystoscopie, mais ne nécessite pas de colorant.

La cystoscopie en lumière bleue et l'imagerie à bande étroite pourraient potentiellement mieux détecter les tumeurs que la lumière blanche standard. Cependant, ces techniques sont relativement nouvelles. Des recherches supplémentaires permettront de déterminer si elles doivent remplacer la lumière blanche ou être utilisées pour l'améliorer en tant que méthode de détection standard.

Si certaines zones semblent suspectes, l'urologue pourra utiliser un petit instrument fixé au cystoscope pour prélever de minuscules échantillons de tissu à des fins d'analyse (biopsie). Si la biopsie ne peut être réalisée lors de cette consultation, un autre rendez-vous pourra être fixé un autre jour pour une intervention ultérieure.

Outre les échantillons de biopsie, l'urologue peut retirer complètement de très petites excroissances cancéreuses pendant la cystoscopie. Toutefois, si une tumeur est détectée, vous devrez la faire retirer au bloc opératoire d'une clinique ou d'un hôpital.

Lors d'un examen très similaire, appelé urétéroscopie, le cystoscope est introduit un peu plus loin pour examiner les parties supérieures des voies urinaires, à savoir les uretères et l'intérieur des reins. Une urétéroscopie est réalisée uniquement si quelque chose semble anormal au niveau des uretères ou des reins.

Après une cystoscopie
Après l'intervention, vous pouvez présenter un ou plusieurs des effets indésirables suivants :

- Saignements de l'urètre, qui peuvent apparaître sous forme de sang rose vif dans les urines ou sur le papier toilette
- Sensation de brûlure lors de la miction
- Besoin d'uriner plus souvent pendant un jour ou deux

Si un échantillon de tissu a été prélevé pour une biopsie, il sera envoyé à un pathologiste dans un laboratoire. Le pathologiste recherchera des cellules cancéreuses et évaluera l'étendue de l'invasion du cancer dans la vessie.

Imagerie

Les examens d'imagerie consistent à prendre des clichés (images) de l'intérieur de votre corps. Les images peuvent montrer la taille, l'emplacement et d'autres caractéristiques du cancer. L'imagerie peut révéler le site d'apparition du cancer et montrer s'il s'est propagé (a métastasé).

Les types d'imagerie comprennent la radiographie, la tomodensitométrie (TDM), la tomographie par émission de positons (TEP), l'imagerie par résonance magnétique (IRM) et l'échographie.

Tomodensitométrie (TDM)

Une TDM prend de nombreuses radiographies de la même partie du corps sous différents angles. Un ordinateur combine toutes les radiographies pour créer une série de clichés en coupe transversale.

Un scanner (tomodensitomètre) est un grand appareil doté d'un tunnel rond en son centre. Pendant l'examen, vous serez allongé(e) sur une table qui se déplace lentement à travers le tunnel. Des coussins ou des sangles peuvent être utilisés pour vous aider à rester immobile pendant l'examen.

Pour rechercher un cancer qui s'est propagé au-delà de la vessie, vous pouvez passer une TDM de l'abdomen et du bassin. Le bassin est la partie inférieure de l'abdomen située entre les os de la hanche ; il contient les organes reproducteurs ainsi que la vessie et le rectum.

TEP/TDM

Une TEP utilise un médicament radioactif injecté dans une veine pour localiser les cellules cancéreuses dans le corps. Les cellules cancéreuses apparaissent comme des points lumineux sur les TEP.

Lorsqu'une TEP est combinée à une TDM, on parle de TEP/TDM. La TEP/TDM crée des images détaillées utiles dans certains cas cliniques pour détecter un cancer qui s'est propagé hors de la vessie.

IRM

L'IRM utilise des ondes radio et des aimants puissants pour obtenir des clichés de l'intérieur du corps. Une IRM permet d'obtenir une vue plus détaillée du cancer dans la vessie ou les voies urinaires. Elle sert également à voir si le cancer s'est propagé au foie, aux ganglions lymphatiques voisins ou aux os de votre bassin.

Comme un tomodensitomètre, l'appareil d'IRM est un dispositif de grande taille doté d'un tunnel rond en son centre. Contrairement à la TDM, l'IRM n'utilise pas de rayonnements (rayons X). L'IRM est également beaucoup plus bruyante et dure plus longtemps que la TDM.

Si vous êtes mal à l'aise dans les espaces confinés, veuillez en informer votre équipe. Il se peut que l'on vous donne un sédatif (médicament) pour vous aider à vous détendre. Vous devrez rester aussi immobile que possible pendant chaque examen. Le personnel vous placera peut-être sur des coussins ou des traversins pour vous aider à rester immobile.

Comme l'IRM utilise des aimants, vous ne pouvez pas apporter d'objets métalliques (tels qu'un téléphone portable, une montre, une ceinture avec une boucle métallique ou des bijoux) dans la salle d'imagerie.

Autres types d'imagerie

La TDM et l'IRM sont couramment utilisées pour déterminer l'étendue de la propagation du cancer de la vessie. D'autres types d'imagerie sont parfois utilisés pour rechercher un cancer dans d'autres parties des voies urinaires ou d'autres parties du corps :

- L'**urogramme** utilise un produit de contraste et une TDM ou une IRM pour voir si l'ensemble de vos voies urinaires fonctionne correctement et s'il y a des tumeurs dans les voies urinaires supérieures. Le contraste permet de mieux voir le revêtement tapissant vos reins, vos uretères et votre vessie. Vous pouvez passer un urogramme si vous ressentez des symptômes tels que des douleurs dans le flanc ou le dos, ou si vous avez du sang dans vos urines.
- L'**échographie rénale** montre vos reins, vos uretères et votre vessie en temps réel. Il s'agit de la même technologie que celle utilisée pour examiner un bébé dans l'utérus. Une échographie rénale est un examen indolore et non chirurgical qui produit des images en noir et blanc de vos reins et d'autres organes.
- Le **pyélogramme** utilise la radiographie et un produit de contraste pour rechercher une obstruction, telle qu'une tumeur, un calcul rénal ou un caillot sanguin dans vos uretères ou vos reins. Cet examen peut également être utilisé pour déterminer les causes de la présence de sang dans les urines. Un pyélogramme est généralement réalisé au bloc opératoire lors d'une cystoscopie. Vous serez sous anesthésie pour cette intervention. Au cours

Imagerie

Pour rechercher un cancer qui s'est propagé au-delà de la vessie, vous pouvez passer un examen d'imagerie de votre abdomen et de votre bassin.

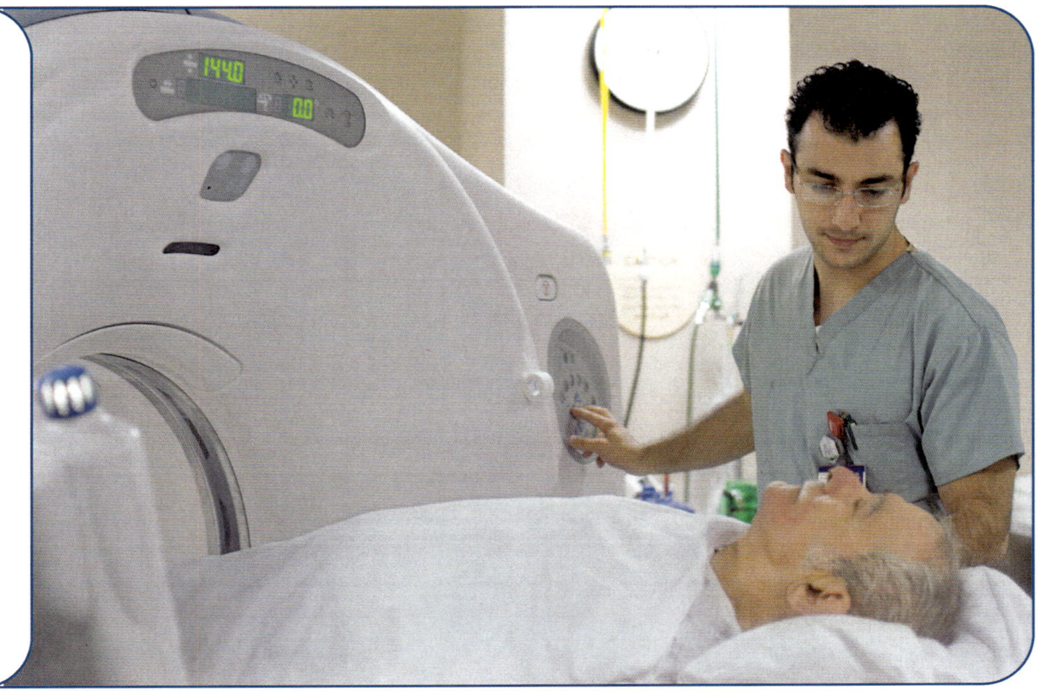

de la cystoscopie, le produit de contraste est administré par voie intraveineuse (dans une veine) ou injecté directement dans les uretères.

- L'**imagerie thoracique** utilise une TDM ou une radiographie pour voir si le cancer a atteint les poumons.
- La **scintigraphie osseuse** est réalisée lorsque les symptômes suggèrent une propagation du cancer aux os.

Après votre examen, vos clichés seront étudiés par un radiologue. Un radiologue est un médecin spécialisé dans l'interprétation des clichés issus des examens d'imagerie. Il enverra les résultats à votre médecin ou à votre équipe soignante.

Ces informations aideront à planifier les étapes suivantes de vos soins. Votre médecin ou un autre professionnel de la santé discutera des résultats avec vous. N'hésitez pas à poser toutes vos questions.

Examen sous anesthésie

Cet examen a pour but de détecter la présence de tumeurs à l'extérieur de la vessie. Si des tumeurs sont détectées, cet examen peut fournir des informations sur leur taille et leur emplacement, et indiquer si elles se sont développées dans la couche musculaire de la vessie.

Ces informations s'ajoutent à tous les autres éléments recueillis pour déterminer le stade de la tumeur (ce qui est abordé en détail dans le chapitre suivant). Si la vessie est attachée à un organe adjacent, cela peut augmenter le stade et les risques.

Pour cet examen, vous serez sous anesthésie générale afin d'être endormi(e) et de ne ressentir aucune douleur ni gêne. Votre urologue ou un autre professionnel de santé posera une main sur votre abdomen et, avec son autre main, insérera un doigt ganté dans votre rectum ou votre vagin. De cette façon, l'urologue pourra palper la surface de la vessie avec ses deux mains. D'autres membres de l'équipe chirurgicale seront présents pour l'assister.

Cet examen pourrait être pratiqué si le cancer a atteint la surface externe de la vessie (cancer infiltrant le muscle) et/ou si votre professionnel de santé estime qu'il est nécessaire.

L'examen sous anesthésie est généralement effectué en même temps qu'une autre intervention visant à rechercher des tumeurs, appelée résection transurétrale de tumeur de la vessie ou RTUTV. (Pour en savoir plus sur la RTUTV, reportez-vous au *Chapitre 4 : Traitement du cancer de la vessie*.)

Tests génétiques pour le risque de cancer

Parfois, des modifications (mutations) dans des gènes hérités de vos parents peuvent augmenter le risque de développer différents cancers. Vous pouvez transmettre ces gènes à vos enfants. D'autres membres de votre famille peuvent également être porteurs de ces mutations.

Si vous avez des antécédents familiaux de cancer, votre médecin peut vous suggérer de passer un test génétique afin de déterminer si vous présentez un risque héréditaire de cancer. Ce type de test génétique recherche les mutations présentes dans toutes les cellules de votre corps.

Les tests génétiques pour les mutations héréditaires peuvent être plus appropriés pour les personnes qui :

- ont déjà eu un cancer ;
- ont un parent proche atteint d'un cancer de la vessie ;
- ont moins de 50 ans ;
- ont un cancer des voies urinaires supérieures ;
- ont un cancer de haut grade (à croissance rapide) ;
- sont atteintes du syndrome de Lynch ou ont un membre de leur famille atteint du syndrome de Lynch.

Les mutations héréditaires ne sont pas une cause fréquente de cancer de la vessie. Cependant, si vous présentez un ou plusieurs de ces facteurs, vous devriez vous renseigner sur le conseil génétique. Un conseiller en génétique est un expert qui a suivi une formation spéciale sur les maladies génétiques et qui peut vous aider à décider d'effectuer ou non des tests génétiques.

Si vous présentez un risque héréditaire tel que le syndrome de Lynch, vous pourriez avoir besoin de tests supplémentaires ou d'un traitement spécialisé.

Le test est effectué à partir d'un échantillon de votre sang, de votre salive, de votre urine ou de votre tissu tumoral. Un conseiller en génétique vous aidera également à interpréter les résultats de ces tests.

Arrêter de fumer

Le tabagisme augmente le risque de cancer de la vessie. Plus vous fumez, plus votre risque est élevé. Le tabagisme interfère également avec le traitement contre le cancer et la chirurgie, les rendant moins efficaces et plus risqués. Arrêter de fumer n'est pas une chose facile, mais cela pourrait réduire votre risque de développer d'autres cancers ou maladies graves.

Points clés

- Un diagnostic consiste à identifier une maladie sur la base d'examens.
- Des analyses de sang et d'urine peuvent révéler un dysfonctionnement dans votre organisme. Cela peut être le signe d'une maladie grave telle qu'un cancer.
- La cystoscopie utilise un instrument de visualisation inséré dans l'urètre pour rechercher un cancer à l'intérieur de la vessie.
- Les examens d'imagerie permettent de déterminer si le cancer s'est propagé aux tissus, aux organes et aux ganglions lymphatiques situés près de la vessie, ou à des parties du corps plus éloignées.
- Les fumeurs ont beaucoup plus de risques de mourir d'un cancer de la vessie que les non-fumeurs.

Questions à poser

- Où dois-je me rendre pour réaliser ces examens et combien de temps cela prendra-t-il ?
- Quelle est la probabilité que les résultats de ces examens soient erronés ?
- Dans combien de temps connaîtrai-je les résultats et qui me les expliquera ?
- Puis-je avoir une copie du compte-rendu de pathologie et des autres résultats d'examens ?
- Qui me présentera les prochaines étapes ?

3

Détermination du stade et du grade

Le stade et le grade de votre cancer indiquent l'étendue et la vitesse de développement de votre cancer. Votre équipe soignante a besoin de connaître le stade et le grade de votre cancer afin de prédire l'évolution de votre maladie et d'établir un plan de traitement.

Étendue et vitesse de développement

Vous avez effectué de nombreux examens pour en savoir plus sur votre cancer. Mais avant de commencer le traitement, votre équipe soignante doit déterminer l'étendue et la vitesse de développement de votre cancer. Pour cela, elle doit déterminer le stade et le grade.

- Le **stade** mesure l'étendue physique du cancer. Il s'agit d'une note qui indique la progression du cancer à travers la paroi vésicale. Les notes vont de 0 à 4, où 0 signifie qu'il n'y a pas de croissance dans la vessie et 4 signifie que le cancer s'est développé au-delà de la paroi vésicale et s'est propagé à d'autres parties du corps.
- Le **grade** mesure l'agressivité globale du cancer. Il s'agit d'une estimation de la vitesse à laquelle le cancer se développe. Le cancer peut être de bas grade (développement lent) ou de haut grade (développement rapide).

Il est important que votre équipe soignante connaisse le stade et le grade de votre cancer afin de prédire l'évolution de votre maladie et d'établir un plan de traitement.

Les chapitres suivants expliquent comment ces classifications sont utilisées pour choisir les traitements. Mais tout d'abord, voyons plus en détail comment déterminer le stade et le grade.

Couches de la vessie

La paroi de la vessie comporte quatre couches principales.
De l'intérieur vers l'extérieur :

- **Revêtement interne (couche urothéliale)**
- **Couche de tissu conjonctif**
- **Couche musculaire**
- **Couche adipeuse externe**

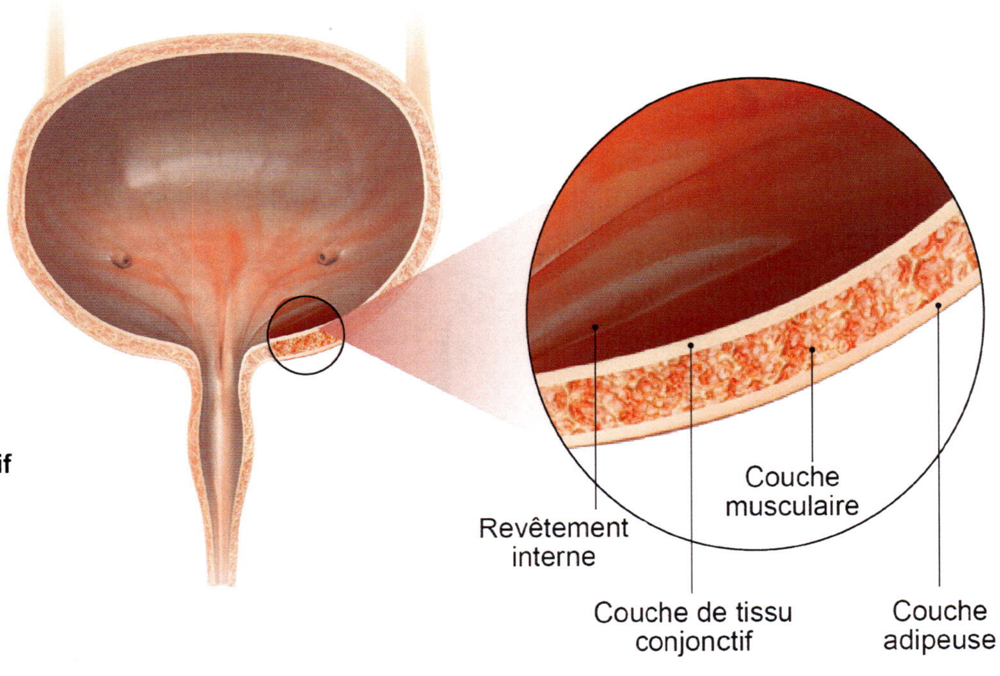

Stade

Déterminer le stade est un moyen de décrire l'ampleur du cancer dans votre corps, l'importance de son développement et l'étendue de sa propagation.

Si le cancer s'est propagé en dehors de la vessie (a métastasé), déterminer le stade permet de décrire les endroits où il s'est propagé et indique s'il affecte d'autres parties du corps.

Le stade est déterminé à partir des résultats de vos examens pour identifier et localiser votre cancer. Déterminer le stade permet à votre équipe soignante et à vous-même de choisir le meilleur traitement.

Le cancer de la vessie est classé en cinq stades : 0, 1, 2, 3, et 4. Certains stades sont également divisés en sous-groupes.

Le stade du cancer peut être indiqué par la lettre T, qui signifie « tumeur » : T0, T1, T2, T3 et T4.

Un élément important à prendre en compte dans le cancer de la vessie est de savoir si la tumeur s'est développée ou non dans le muscle de la vessie. Les cancers de stades 0 et 1 ne se sont pas développés dans la couche musculaire (cancers n'infiltrant pas le muscle). Le cancer de la vessie est souvent détecté à l'un de ces stades précoces, lorsqu'il est très facile à traiter.

Les cancers de stade 2, 3 et 4 se sont développés dans la couche musculaire (cancers infiltrant le muscle). Les cancers qui ont envahi la couche musculaire nécessitent un traitement plus intensif.

Stades des tumeurs de la vessie

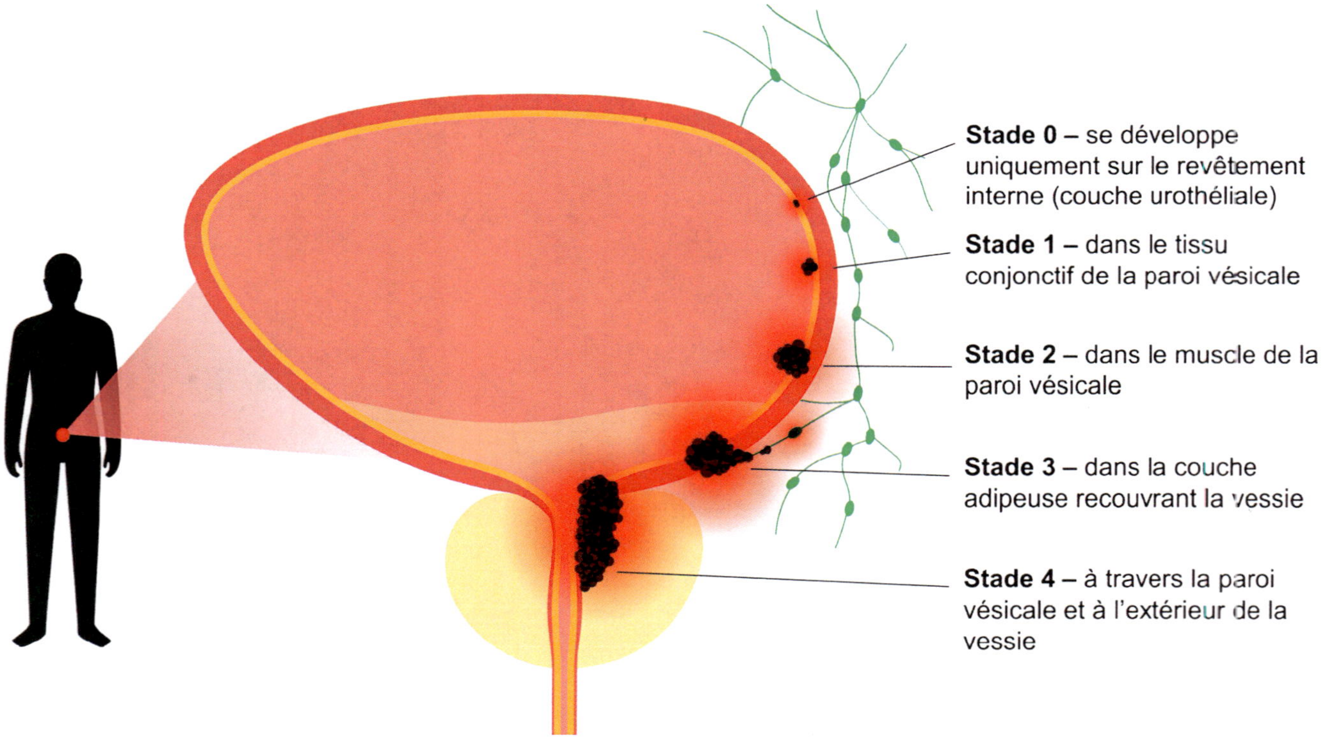

Stade 0

Le stade 0 est le stade le plus précoce du cancer de la vessie. À ce stade, le cancer affecte uniquement le revêtement interne de la vessie (couche urothéliale). Le stade 0 comprend deux sous-groupes :

- Le **stade 0a** décrit les cellules cancéreuses qui se développent à partir du revêtement interne vers le centre creux de la vessie, plutôt que dans la paroi vésicale.
- Le **stade 0is** désigne le carcinome in situ (CIS). Il s'agit d'une masse plane de cellules cancéreuses qui ne s'est pas développée au-delà de son point d'origine. Elle se trouve toujours à la surface du revêtement de la vessie et n'a pas encore envahi les couches plus profondes. Cependant, le CIS se développe rapidement et peut être très grave.

Stade 1

Le stade 1 s'est développé au-delà du revêtement interne de la vessie, dans la couche de tissu conjonctif. Mais le stade 1 n'a pas envahi la couche musculaire de la paroi vésicale (cancer n'infiltrant pas le muscle).

Stade 2

Le cancer de la vessie de stade 2 s'est développé dans la couche musculaire (cancer infiltrant le muscle), mais il n'a pas atteint la couche adipeuse qui recouvre l'extérieur de la vessie et ne s'est pas propagé ailleurs.

Stade 3

Au stade 3, le cancer s'est développé au-delà de la paroi vésicale, dans la couche adipeuse qui entoure la vessie. Il peut également s'être propagé aux ganglions lymphatiques et aux organes voisins (dans le bassin).

Le cancer de la vessie de stade 3 se divise en deux sous-groupes :

- Le cancer de **stade 3A** peut se limiter au tissu adipeux qui entoure la vessie ou s'être propagé à un seul ganglion lymphatique voisin. Il peut également envahir les organes reproducteurs voisins, tels que la prostate, l'utérus ou le vagin. Le cancer de stade 3A ne s'est pas propagé aux ganglions ou aux organes éloignés de la vessie.
- Le **stade 3B** présente les mêmes caractéristiques que le stade 3A, mais s'est propagé à plusieurs ganglions lymphatiques dans le bassin. Le cancer de stade 3B ne s'est pas propagé aux ganglions lymphatiques ou aux organes éloignés de la vessie, c'est pourquoi on parle de cancer de la vessie localement avancé.

Stade 4

Le cancer de stade 4 s'est développé au-delà de la paroi vésicale et peut s'être propagé aux ganglions lymphatiques ou aux organes proches ou éloignés de la vessie.

Le cancer de la vessie de stade 4 se divise en deux sous-groupes :

- Le cancer de **stade 4A** a envahi la paroi du bassin ou de l'abdomen ; ou il s'est propagé aux ganglions lymphatiques voisins. Il est donc considéré comme un cancer de la vessie localement avancé.
- Le **stade 4B** s'est propagé à un ou plusieurs organes distants, tels que le foie, les poumons et les os. Il peut également s'être propagé aux ganglions lymphatiques et aux organes voisins. Le stade 4B est un cancer de la vessie métastatique.

Grade

L'élément suivant utilisé pour planifier le traitement est le grade du cancer. Le grade mesure l'agressivité du cancer. Il s'agit d'une évaluation de la vitesse à laquelle le cancer est susceptible de se développer et de se propager.

Pour déterminer le grade, un échantillon de votre tumeur sera étudié en laboratoire par un pathologiste. Le pathologiste comparera les cellules cancéreuses aux cellules normales. Plus la différence est marquée, plus le grade est élevé. Or, plus le grade est élevé, plus le cancer est susceptible de se propager rapidement.

- **BG** signifie que les cellules cancéreuses sont de bas grade (croissance lente).
- **HG** signifie que les cellules cancéreuses sont de haut grade (croissance rapide).

Sous-types

Le revêtement interne de la vessie est constitué de cellules urothéliales. La plupart des cas de cancer de la vessie prennent naissance dans les cellules urothéliales. Ce type de cancer est donc appelé cancer urothélial.

Mais dans de rares cas, le cancer urothélial présente des caractéristiques qui évoquent d'autres types de cellules. On parle alors de sous-types. En voici quelques-uns :

- Sous-type glandulaire
- Sous-type à cellules squameuses
- Sous-type micropapillaire
- Sous-type plasmacytoïde
- Sous-type sarcomatoïde
- Sous-type lymphoépithélial
- Sous-type microkystique et tubulaire

Il est important de déterminer si vous êtes atteint(e) de l'un ou l'autre de ces sous-types. En général, le traitement de ces sous-types rares est similaire, à un stade précoce, à celui du cancer urothélial typique.

Cependant, certains sous-types peuvent se développer ou progresser plus rapidement que le cancer urothélial typique. Une croissance plus rapide peut signifier que votre cancer nécessite un traitement plus agressif.

Points clés

- Le stade du cancer décrit la profondeur à laquelle il s'est développé dans la paroi vésicale et son étendue.
- Les cancers de la vessie de stades 0 et 1 n'ont pas envahi la couche musculaire. Le cancer de la vessie est souvent détecté à l'un de ces stades précoces, lorsqu'il est très facile à traiter.
- Les cancers de la vessie de stades 2, 3 et 4 ont envahi la couche musculaire de la paroi vésicale (cancer infiltrant le muscle). Un cancer qui a envahi le muscle nécessite un traitement plus agressif.
- Dans le cancer de la vessie de stade 3, la tumeur s'est développée dans la couche graisseuse qui entoure la vessie. Les ganglions lymphatiques voisins peuvent également être atteints.
- Le stade 4 correspond à un cancer de la vessie localement avancé ou métastatique. Il s'agit d'un cancer qui s'est développé à l'extérieur de la vessie et s'est propagé à d'autres parties du corps.
- Le grade du cancer est une estimation de la vitesse à laquelle le cancer devrait se développer. Un cancer de la vessie de bas grade se développe lentement. Un cancer de haut grade se développe plus rapidement.

Questions à poser

- Quel est le stade de mon cancer ?
- Le cancer s'est-il développé dans la couche musculaire de la paroi vésicale ?
- Si le cancer s'est propagé en dehors de la vessie, jusqu'où s'est-il propagé ?
- Mon type de cancer de la vessie peut-il être guéri ? Si ce n'est pas le cas, dans quelle mesure le traitement peut-il l'empêcher de se développer ?

« Venez à chaque rendez-vous avec toutes vos questions et préoccupations, et ne partez pas avant d'avoir obtenu toutes les réponses ! »

4

Traitement du cancer de la vessie

Ce chapitre décrit les différentes options thérapeutiques pour le cancer de la vessie. De nombreuses personnes atteintes d'un cancer de la vessie reçoivent plusieurs types de traitement. Vous et votre équipe soignante choisirez un plan de traitement qui vous convient.

Le traitement du cancer de la vessie dépend de nombreux facteurs, notamment l'étendue, la gravité et le type de cancer. Il tient également compte de votre âge, de votre capacité à accomplir les tâches quotidiennes, de vos autres problèmes de santé, ainsi que de la disponibilité et du coût des médicaments. Il est important de noter que le traitement est également basé sur vos souhaits et vos préférences.

Il existe plusieurs façons de traiter le cancer de la vessie. Il est probable que vous ayez besoin de plusieurs types différents de traitements pendant plusieurs mois ou plusieurs années. Ce chapitre présente les différents traitements. Les chapitres suivants décrivent les traitements pour chaque stade du cancer de la vessie.

Les traitements comprennent :

- **Chirurgie** – L'objectif de la chirurgie est de retirer la tumeur et parfois le tissu environnant. Les interventions chirurgicales vont de l'ablation d'une seule tumeur de la paroi de la vessie à l'ablation de l'intégralité de la vessie et d'autres organes.
- **Thérapie intravésicale** – La thérapie intravésicale consiste à remplir la vessie d'un médicament liquide qui aide à détruire les cellules cancéreuses.
- **Traitement systémique** – Le traitement systémique est généralement un traitement intraveineux (IV) qui traite le cancer dans l'ensemble du corps. Les types de traitements systémiques comprennent la chimiothérapie, l'immunothérapie et le traitement ciblé.
- **Radiothérapie** – La radiothérapie utilise des rayons de haute énergie pour détruire les cellules cancéreuses. Parfois, la chimiothérapie ou un autre traitement est ajouté(e) à la radiothérapie pour améliorer le traitement.
- **Essai clinique** – Les essais cliniques sont réalisés pour tester des traitements expérimentaux. Vous pouvez participer à un essai clinique à tout moment.

Chirurgie

Les types de chirurgie pour le cancer de la vessie comprennent l'ablation de la tumeur et l'ablation de la vessie.

Ablation de la tumeur

Pour le cancer de la vessie, une intervention chirurgicale appelée résection permet d'enlever la tumeur tout en laissant le reste de la vessie en place. Le nom complet de cette intervention est « résection transurétrale de tumeur de la vessie » (RTUTV, *TURBT* en anglais).

Malgré son appellation compliquée, le concept de la RTUTV est simple. L'intervention consiste à retirer les tumeurs par l'urètre sans avoir à inciser l'abdomen. La tumeur peut ensuite être examinée afin d'établir un diagnostic.

La RTUTV est réalisée au bloc opératoire d'une clinique ou d'un hôpital. Vous recevrez une anesthésie qui vous endormira. L'urologue guide ensuite un instrument muni d'un petit dispositif de coupe dans l'urètre jusqu'à la vessie. Cet instrument sert à examiner et à retirer la tumeur du revêtement de la vessie.

Durant votre anesthésie, un autre test appelé examen sous anesthésie est souvent effectué en même temps que la RTUTV.

Les objectifs de la RTUTV sont les suivants :

- Confirmer le diagnostic initial de cancer de la vessie.
- Retirer toute la tumeur visible.
- Prélever un échantillon de la paroi vésicale pour voir si la tumeur a envahi la couche musculaire.

Après l'intervention, la plupart des patients peuvent rentrer chez eux le jour même. Vous aurez cependant besoin de quelques jours pour vous reposer et récupérer. Vous pouvez ressentir une douleur ou une sensation de brûlure lors de la miction et avoir du sang dans les urines pendant les 2 à 4 semaines environ qui suivent l'intervention.

Une autre RTUTV peut être nécessaire environ 2 à 6 semaines après la première. La deuxième RTUTV est réalisée pour s'assurer que toute la tumeur a été retirée.

Un traitement appelé thérapie intravésicale peut être associé à la RTUTV. (Plus d'informations sur la thérapie intravésicale dans la suite de cet ouvrage.)

Ablation de la vessie

Une intervention appelée cystectomie permet de traiter le cancer de la vessie en retirant la totalité de la vessie. Il s'agit de l'intervention chirurgicale la plus couramment utilisée pour le cancer de la vessie infiltrant le muscle.

Lorsque le terme « radicale » est utilisé (cystectomie radicale), cela signifie que la vessie, la graisse qui l'entoure et les ganglions lymphatiques voisins sont retirés.

Habituellement, d'autres organes voisins sont également retirés. Il s'agit notamment de la prostate et des vésicules séminales (glandes qui contribuent à la production du sperme) chez les hommes. Chez les femmes, une partie de l'urètre, de l'utérus, du col de l'utérus, des ovaires et des trompes de Fallope peut également être retirée au cours de l'intervention. Votre chirurgien doit vous en parler lors de l'élaboration du plan de traitement.

RTUTV

Une résection transurétrale de tumeur de la vessie (RTUTV) est une intervention qui consiste à examiner et à retirer les tumeurs de la paroi vésicale.

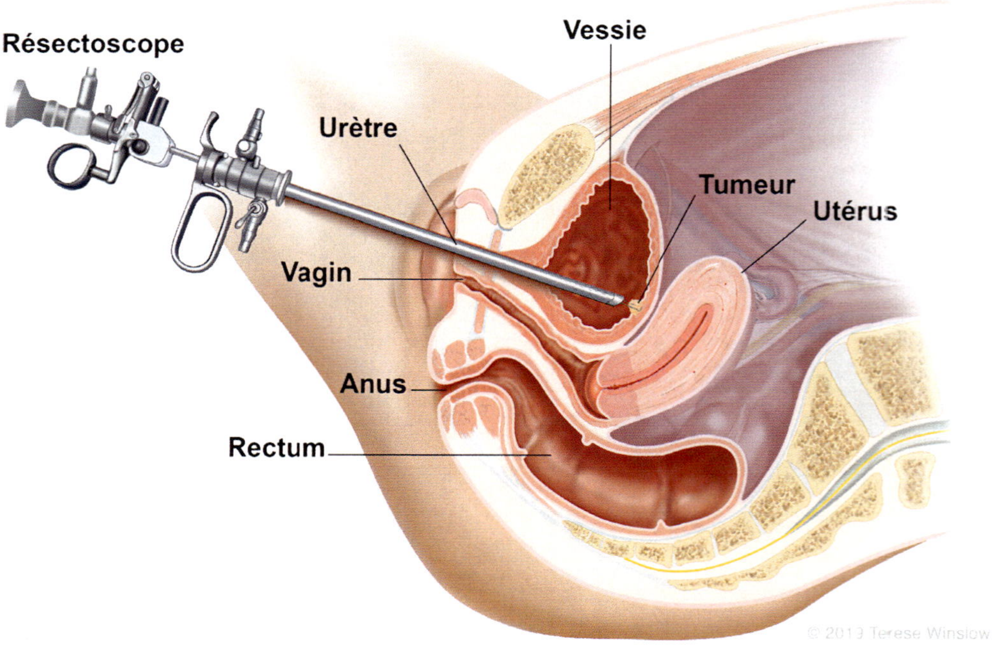

Une cystectomie radicale est une intervention chirurgicale majeure qui nécessite une incision de l'abdomen. Vous devrez rester à l'hôpital pendant plusieurs jours. Votre convalescence pourra durer deux à trois mois, voire plus.

Les complications et effets indésirables courants d'une cystectomie radicale comprennent la constipation, la diarrhée, les saignements, les problèmes intestinaux, les infections et les altérations de la fonction sexuelle. Discutez avec votre urologue et votre équipe soignante des risques, des avantages et des effets indésirables d'une cystectomie radicale.

Comme une cystectomie radicale consiste à retirer toute la vessie, vous aurez besoin d'un nouveau moyen pour évacuer l'urine de votre corps. Une autre intervention, appelée dérivation urinaire, est donc pratiquée en même temps.

Pour en savoir plus sur les trois types de dérivation urinaire, **consultez la page suivante.**

Cystectomie partielle

Une cystectomie partielle est une intervention chirurgicale qui consiste à retirer une partie de la vessie. Elle n'est pas couramment utilisée pour traiter le cancer de la vessie, car peu de personnes peuvent en bénéficier. Une cystectomie partielle ne peut être pratiquée que si le cancer se trouve à un endroit qui peut être retiré proprement sans avoir à retirer toute la vessie.

Cystectomie

La cystectomie est une intervention chirurgicale qui consiste à retirer la vessie.

Une cystectomie radicale consiste à retirer la totalité de la vessie, les ganglions lymphatiques voisins et d'autres organes. Il s'agit de l'intervention chirurgicale la plus courante pour le cancer de la vessie infiltrant le muscle.

Une cystectomie partielle consiste à retirer une partie de la vessie. Elle est rarement utilisée pour le cancer de la vessie.

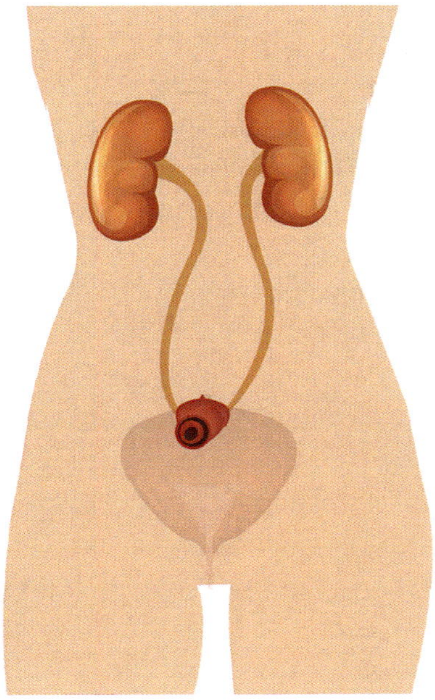

Cystectomie radicale

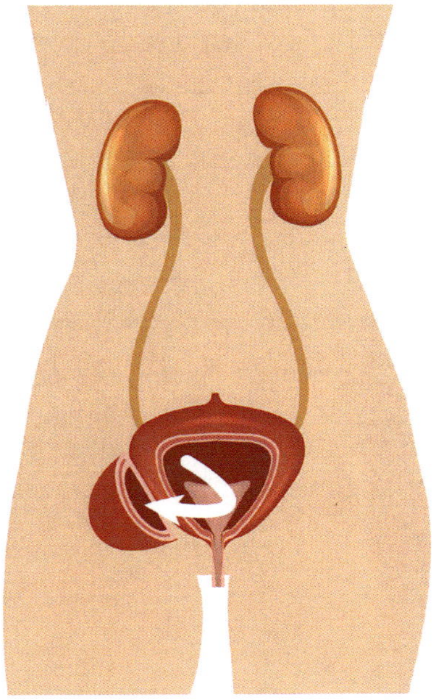

Cystectomie partielle

Types de dérivations urinaires

Si votre vessie est retirée, l'urine doit être évacuée de votre corps par un autre moyen. Cela nécessite une intervention chirurgicale supplémentaire appelée dérivation urinaire. Il existe 3 types de dérivations urinaires :

Conduit iléal

Dans cette dérivation urinaire, le chirurgien modifie une partie de l'intestin grêle (iléon) pour l'utiliser comme tube (ou conduit). Le chirurgien crée également un petit orifice, appelé stomie, dans la paroi abdominale. Une extrémité du tube est reliée aux uretères, comme l'était la vessie. L'autre extrémité du tube sert à créer la stomie. L'urine s'écoule des reins et des uretères, passe par le tube et sort du corps par la stomie.

L'urine peut s'écouler de la stomie à tout moment. Un petit sachet jetable est fixé à l'extérieur de votre abdomen pour recueillir l'urine lorsqu'elle sort de la stomie. On appelle cela une poche de stomie. La poche est fixée à votre corps à l'aide d'un anneau adhésif. L'anneau adhère à la peau et joue le rôle de barrière étanche.

La plupart des personnes constatent qu'elles doivent vider la poche toutes les 2 à 4 heures, en fonction de la quantité de liquide qu'elles boivent. Un orifice de vidange refermable en bas de la poche permet de vider l'urine dans les toilettes sans retirer la poche.

Néovessie

Dans le cadre de cette intervention, la vessie est remplacée par un segment de l'intestin grêle qui agit comme une nouvelle vessie (néovessie). Comme la vessie d'origine, cette vessie de substitution est reliée aux uretères à une extrémité et à l'urètre à l'autre extrémité. Cela signifie que l'urine suit le même chemin pour sortir du corps que si vous aviez encore votre vessie. Comme l'urine quitte le corps de la manière habituelle, la stomie et la poche de stomie ne sont pas nécessaires.

Une néovessie ne fonctionne pas exactement de la même manière qu'une vraie vessie. Au début, vous devrez probablement la vider plus souvent, par exemple toutes les 1 à 3 heures. De plus, l'urine peut s'écouler lorsque vous ne le souhaitez pas ou que vous ne vous y attendez pas, par exemple pendant votre sommeil. C'est ce qu'on appelle l'incontinence urinaire. Avec le temps et de l'entraînement, vous serez en mesure de mieux contrôler le flux d'urine provenant de votre néovessie. Malgré cela, il peut être difficile de vider complètement une néovessie. Certaines personnes ont un cathéter inséré dans l'urètre pour aider à vider la néovessie.

Dérivation urinaire cutanée continente (poche d'Indiana)

Cette dérivation utilise une partie du gros intestin pour créer une poche qui retient l'urine. (Elle est également appelée poche d'Indiana, car elle a été mise au point par des chirurgiens de l'université de l'Indiana.)

Une section de l'intestin grêle est utilisée pour relier la poche à une stomie dans la paroi abdominale. Une valve unidirectionnelle, fabriquée à partir d'une partie de l'intestin, empêche l'urine de s'écouler par la stomie.

La stomie peut être recouverte d'un petit pansement. Un cathéter doit être inséré dans la stomie, à travers la valve jusqu'à la poche plusieurs fois par jour pour vider l'urine. Parfois, la stomie peut être pratiquée au niveau du nombril, ce qui la rend moins visible.

Ce type de dérivation urinaire présente l'avantage de ne pas nécessiter de poche de stomie. Cela peut intéresser les personnes soucieuses de leur apparence physique ou celles qui ne veulent pas se soucier d'une éventuelle désolidarisation ou fuite de la poche.

Thérapie intravésicale

Alors que la chirurgie vise à retirer le cancer visible, la thérapie intravésicale est utilisée pour détruire les cellules cancéreuses qui ne sont pas visibles ou qui sont difficiles à atteindre.

La thérapie intravésicale consiste à introduire un médicament directement dans la vessie. Elle est réalisée à l'aide d'un tube flexible, appelé cathéter, inséré dans l'urètre. Le médicament passe dans le cathéter pour atteindre la vessie.

Les deux principales thérapies intravésicales utilisées pour traiter le cancer de la vessie sont le bacille de Calmette-Guérin (BCG) et la chimiothérapie.

BCG intravésical

La thérapie intravésicale par BCG utilise un liquide contenant une bactérie (germe) très faible. Le germe active le système immunitaire, qui attaque alors les cellules cancéreuses à l'intérieur de la vessie. La destruction de ces cellules cancéreuses peut réduire le risque de récidive (réapparition du cancer) ou d'aggravation (invasion du muscle vésical).

Le BCG intravésical est couramment utilisé pour le cancer de la vessie qui n'a pas envahi la couche musculaire. Il commence généralement environ 3 à 6 semaines après la RTUTV, afin de laisser à la vessie le temps de cicatriser. Il est administré une fois par semaine pendant 6 semaines. Une réévaluation complète est nécessaire 12 semaines après le début du traitement.

Pour prévenir la récidive, il peut vous être demandé de poursuivre le BCG intravésical. Cela s'appelle un « traitement d'entretien ». Le traitement d'entretien consiste en un BCG intravésical administré 3 mois, puis 6 mois après la RTUTV. Vous pouvez poursuivre le traitement d'entretien tous les 6 mois pendant 3 ans au maximum, en fonction du risque de récidive.

Les effets indésirables possibles du BCG intravésical comprennent de la fièvre, des frissons, une envie pressante d'uriner, des douleurs ou des difficultés à uriner, ainsi que la présence de sang ou de particules (caillots) dans vos urines. Discutez des effets indésirables avec votre équipe soignante. Il existe peut-être des moyens de les atténuer.

Thérapie intravésicale

La thérapie intravésicale est un traitement qui consiste à introduire un médicament liquide directement dans la vessie. Ce médicament vise à détruire les cellules cancéreuses qui n'ont pas été éliminées par la RTUTV et à empêcher la formation de nouvelles cellules cancéreuses.

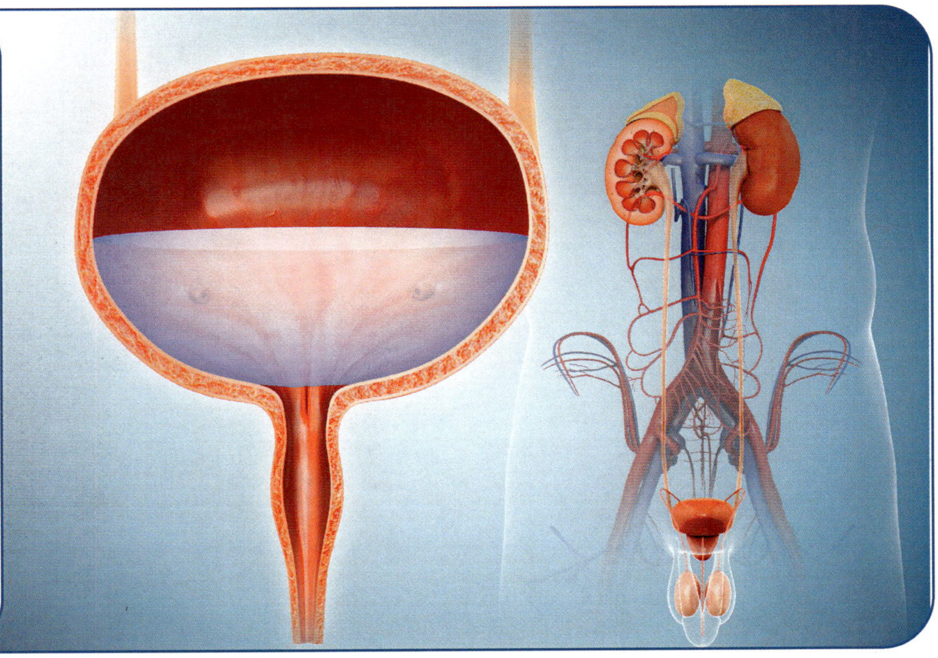

Si le BCG intravésical ne fonctionne pas seul, plusieurs autres options thérapeutiques sont disponibles, notamment des traitements dans le cadre d'essais cliniques.

Chimiothérapie intravésicale

La chimiothérapie est un médicament utilisé pour tuer les cellules cancéreuses en phase de croissance active. La chimiothérapie intravésicale est administrée pour traiter le cancer de la vessie et réduire le risque de récidive.

La chimiothérapie intravésicale peut être administrée peu après une RTUTV. Le traitement consiste en une dose unique instillée dans les 24 heures suivant la RTUTV. Elle vise à éliminer toutes les cellules cancéreuses que la chirurgie aurait pu laisser et à empêcher tout nouveau cancer de se développer.

La chimiothérapie intravésicale peut également être une option si le BCG n'est pas disponible ou si vous avez reçu un traitement par BCG qui s'est révélé inefficace. Dans ces cas, elle est administrée selon le même calendrier que le traitement par BCG : une fois par semaine pendant 6 semaines, en commençant généralement 3 à 4 semaines après la RTUTV. La chimiothérapie intravésicale d'entretien, si elle est administrée, est généralement effectuée une fois par mois pendant 1 à 2 ans.

Comme la chimiothérapie intravésicale n'agit que dans la vessie et non dans tout le corps, elle ne provoque généralement pas les effets indésirables sévères associés à la chimiothérapie. Cependant, elle peut provoquer les mêmes types d'effets indésirables que la thérapie intravésicale par BCG.

Pénurie de BCG

Bien que le BCG soit utilisé depuis des décennies pour traiter le cancer de la vessie, une pénurie frappe les États-Unis et le monde entier depuis plusieurs années.

Par conséquent, de nombreuses personnes atteintes d'un cancer de la vessie n'infiltrant pas le muscle n'ont pas pu bénéficier de ce traitement ou ont reçu une dose réduite. Les patients les plus à risque sont traités en priorité.

Si vous ne pouvez pas suivre un traitement régulier par BCG, votre équipe soignante peut vous proposer un traitement intravésical par chimiothérapie à la place.

Les autres options comprennent :

- ✓ Réduction de la dose ou raccourcissement de la durée du traitement par BCG
- ✓ Suppression du traitement d'entretien par BCG
- ✓ Ablation de la vessie (pour les personnes présentant un risque élevé de récicive post-traitement)
- ✓ Participation à un essai clinique

Traitement systémique

Le traitement systémique agit sur l'ensemble du corps. Il est généralement administré directement dans une veine (par voie intraveineuse ou IV). Les types de traitements systémiques les plus courants pour le cancer de la vessie sont la chimiothérapie et l'immunothérapie.

Pour déterminer le type de traitement systémique qui vous convient le mieux, votre équipe soignante tiendra compte de votre état de santé général. Cela comprend le fonctionnement de votre cœur, de votre foie et de vos reins, le stade d'avancement du cancer et votre capacité à accomplir les activités quotidiennes.

Niveaux de préférence du NCCN

Les experts du NCCN recommandent des options de traitement systémique fondées sur la science et l'innocuité. Lorsque cela est utile, ils attribuent un niveau de préférence à leurs recommandations :

- Les **traitements privilégiés** sont ceux dont l'efficacité et l'innocuité sont les mieux démontrées par rapport aux autres traitements.
- Les **autres traitements recommandés** peuvent ne pas être aussi efficaces que les traitements privilégiés, mais ils peuvent néanmoins contribuer à traiter le cancer.
- Les **traitements utilisés dans certains cas** sont les plus efficaces chez les personnes présentant un cancer avec des caractéristiques spécifiques ou des problèmes de santé particuliers.

Ces niveaux de préférence sont indiqués dans les sections suivantes.

Notez que la chimiothérapie **systémique** est différente de la chimiothérapie **intravésicale**. La chimiothérapie systémique traite l'ensemble du corps. La chimiothérapie intravésicale traite uniquement l'intérieur de la vessie.

Qu'est-ce que la chimiothérapie dose-dense ?

Le terme « dose-dense » désigne une méthode permettant d'accélérer la chimiothérapie en raccourcissant le délai entre les traitements (doses). La chimiothérapie systémique la plus couramment utilisée pour traiter le cancer de la vessie est une association de médicaments appelée dose-dense méthotrexate, vinblastine, doxorubicine et cisplatine (ddMVAC).

Chimiothérapie

La chimiothérapie est un traitement à base de médicaments visant à tuer les cellules cancéreuses. La plupart des médicaments de chimiothérapie sont des liquides qui sont lentement injectés dans une veine (perfusion). Les médicaments circulent dans votre circulation sanguine pour traiter le cancer dans tout votre corps.

La chimiothérapie peut également endommager certaines cellules saines, ce qui explique pourquoi elle peut provoquer des effets indésirables sévères. Discutez avec votre équipe soignante des effets indésirables potentiels de votre traitement par chimiothérapie.

La chimiothérapie peut être administrée avant la chirurgie pour réduire la taille de la tumeur, et parfois en association avec l'immunothérapie avant et après la chirurgie, selon le type ou le stade de votre cancer de la vessie. La chimiothérapie seule (sans chirurgie) est parfois le traitement principal pour les personnes atteintes d'un cancer de la vessie métastatique.

Le cisplatine, qui contient du platine (un métal), est une chimiothérapie couramment utilisée pour le cancer de la vessie. Les médicaments de chimiothérapie à base de platine peuvent être efficaces contre le cancer de la vessie, mais peuvent également endommager les reins. Les personnes atteintes de troubles rénaux ou d'autres problèmes de santé peuvent ne pas pouvoir suivre une chimiothérapie ou, si cela est possible, peuvent être traitées par un médicament de chimiothérapie sans platine.

La chimiothérapie est administrée selon une phase de traitements appelée cycle. Un cycle comprend une période de traitements (par exemple, une fois par jour pendant quelques jours), suivie d'une période de repos (plusieurs jours ou semaines). Ce cycle est ensuite répété plusieurs fois. Par exemple, vous pouvez suivre 3 à 6 cycles de chimiothérapie sur une période de 2 à 3 mois.

Immunothérapie

L'immunothérapie est un type de traitement systémique qui utilise votre système immunitaire pour localiser et détruire les cellules cancéreuses. Le système immunitaire joue le rôle de défense naturelle pour votre organisme contre les infections et les maladies.

Inhibiteurs de points de contrôle

Les inhibiteurs de points de contrôle constituent un type d'immunothérapie utilisé pour traiter le cancer de la vessie et d'autres cancers. Ils bloquent le mécanisme naturel de protection des cellules (y compris des cellules cancéreuses), ce qui permet à votre système immunitaire de mieux identifier et combattre le cancer.

Les inhibiteurs de points de contrôle pour le cancer de la vessie comprennent :

- Pembrolizumab (Keytruda)
- Nivolumab (Opdivo)
- Avélumab (Bavencio)
- Atézolizumab (Tecentriq)
- Durvalumab (Imfinzi)

Traitement ciblé

Le traitement ciblé est un traitement systémique qui permet de sélectionner et d'attaquer certains types de cellules cancéreuses. Le traitement ciblé est plus souvent utilisé chez les personnes présentant des mutations génétiques spécifiques. Si vous ne présentez pas la mutation que le médicament « cible », ce traitement a peu de chances d'être efficace.

Un conjugué anticorps-médicament est un type de traitement ciblé qui combine deux médicaments en un seul. Un médicament identifie et se lie à des cellules cancéreuses spécifiques, puis l'autre médicament attaque le cancer. Les conjugués anticorps-médicament sont administrés par perfusion.

Les traitements ciblés pour certains types de cancer de la vessie comprennent :

- L'enfortumab vedotin-ejfv (Padcev) est un conjugué anticorps-médicament qui cible et se fixe à une protéine spécifique, la Nectine-4, présente à la surface des cellules cancéreuses de la vessie. Une fois fixé, il libère un médicament de chimiothérapie pour tuer la cellule cancéreuse.
- L'erdafitinib (Balversa) est un traitement ciblé utilisé chez les personnes dont le cancer de la vessie est dû à des mutations spécifiques du gène *FGFR3*.
- Le trastuzumab déruxtécan (Enhertu) est un conjugué anticorps-médicament qui cible la protéine HER2 sur les cellules cancéreuses. Une fois qu'il s'est fixé sur une cellule cancéreuse, il libère un médicament qui provoque l'autodestruction de la cellule.

Comme le traitement ciblé n'endommage pas autant les cellules normales que la chimiothérapie standard, les effets indésirables ont tendance à être différents.

Il convient de noter que le traitement privilégié pour le cancer de la vessie métastatique combine un traitement ciblé (enfortumab vedotin-ejfv) et une immunothérapie (pembrolizumab).

Radiothérapie

La radiothérapie utilise des ondes à haute énergie telles que les rayons X, pour détruire les cellules cancéreuses et réduire les tumeurs. Le type de radiothérapie généralement utilisé pour le cancer de la vessie s'appelle la radiothérapie externe (RTE). Dans le cadre de la RTE, un grand appareil dirige les rayons avec précision vers la zone tumorale.

La radiothérapie peut être administrée seule, mais elle est plus souvent associée à d'autres traitements contre le cancer de la vessie, notamment :

Chimioradiothérapie

La chimiothérapie et la radiothérapie sont souvent utilisées conjointement pour traiter le cancer de la vessie. Elles sont plus efficaces lorsqu'elles sont associées que seules. On parle alors de chimioradiothérapie ou de radiochimiothérapie. Comme de nombreux traitements contre le cancer, la chimioradiothérapie est plus efficace chez certaines personnes que chez d'autres.

Traitement trimodal

Le traitement trimodal désigne une combinaison de trois traitements : la RTUTV pour éliminer tout le cancer visible, suivie d'une radiothérapie et d'une chimiothérapie administrées conjointement (chimioradiothérapie).

Chez certaines personnes atteintes d'un cancer de la vessie, le traitement trimodal peut être utilisé à la place de la chirurgie visant à retirer la vessie (cystectomie radicale). C'est pourquoi le traitement trimodal est qualifié de traitement de « préservation vésicale ».

À la suite d'essais cliniques, de nombreux nouveaux traitements contre le cancer de la vessie ont été approuvés ou sont en cours de développement. Comme toujours, vous pouvez essayer de participer à un essai clinique quasiment à tout moment de la prise en charge du cancer.

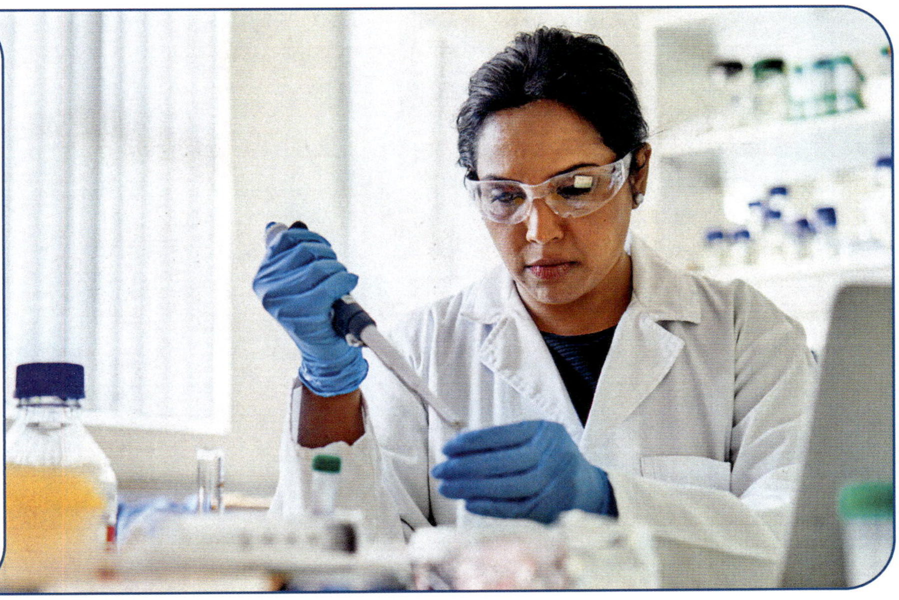

Essais cliniques

Une autre façon d'obtenir un traitement consiste à participer à un essai clinique.

Un essai clinique est un type de recherche médicale. Après avoir été développées et testées en laboratoire, les nouvelles méthodes potentielles de traitement contre le cancer doivent être étudiées sur des patients.

S'il/elle s'avère sûr(e) et efficace lors d'un essai clinique, un médicament, un dispositif ou une approche thérapeutique peut être approuvé(e) par l'autorité de réglementation américaine en matière d'alimentation et de médicaments, la Food and Drug Administration (FDA).

Toute personne atteinte d'un cancer doit examiner attentivement toutes les options thérapeutiques disponibles face à son type de cancer, y compris les traitements standard et les essais cliniques. Demandez à votre médecin si un essai clinique peut être utile dans votre cas.

Phases

La plupart des essais cliniques sur le cancer sont axés sur le traitement et se déroulent par phases.

- Les **essais de phase I** étudient l'innocuité et les effets indésirables d'un médicament expérimental ou d'une approche thérapeutique.
- Les **essais de phase II** étudient l'efficacité du médicament ou de l'approche contre un type de cancer bien précis.
- Les **essais de phase III** testent le médicament ou l'approche par comparaison avec un traitement standard. Si les résultats sont bons, le médicament ou l'approche peut être approuvé(e) par la FDA.
- Les **essais de phase IV** étudient l'innocuité et les bénéfices d'un traitement approuvé par la FDA.

Trouver un essai clinique

Aux États-Unis

Centres de lutte contre le cancer du NCCN
NCCN.org/cancercenters

The National Cancer Institute (NCI)
cancer.gov/about-cancer/treatment/clinical-trials/search

Hors États-Unis

The U.S. National Library of Medicine (NLM)
clinicaltrials.gov

Besoin d'aide pour trouver un essai clinique ?

Service d'information sur le cancer (CIS) du NCI
+1.800.4.CANCER (+1.800.422.6237)
cancer.gov/contact

Qui peut participer ?

Cela dépend des règles régissant l'essai clinique que l'on appelle des critères d'éligibilité. Ces règles peuvent porter sur l'âge, le type et le stade du cancer, les antécédents de traitement ou l'état de santé général. Elles permettent de s'assurer que les participants sont semblables sur certains points et que l'essai est aussi sûr que possible pour les participants.

Consentement éclairé

Les essais cliniques sont gérés par une équipe de recherche. Ce groupe d'experts examinera avec vous les détails de l'étude, y compris son objectif et les risques et avantages de votre participation. Toutes ces informations sont également fournies dans un formulaire de consentement éclairé. Lisez attentivement le formulaire et posez des questions avant de le signer. Prenez le temps d'en discuter avec des personnes de confiance. N'oubliez pas que vous pouvez quitter l'essai clinique et chercher un traitement en dehors de celui-ci à tout moment.

Vais-je recevoir un placebo ?

Les placebos (versions inactives de vrais médicaments) ne sont presque jamais utilisés seuls dans les essais cliniques sur le cancer. Il est courant de recevoir soit un placebo avec un traitement standard, soit un nouveau médicament avec un traitement standard. Si un essai clinique comporte un placebo, vous en serez informé(e), oralement et par écrit, avant votre participation.

Les essais cliniques sont-ils gratuits ?

La participation à un essai clinique est gratuite. Le promoteur de l'étude paie les coûts liés à la recherche, y compris le médicament à l'étude. Vous pourriez cependant devoir payer d'autres services tels que le transport ou la garde d'enfants, en cas de rendez-vous supplémentaires. Pendant l'essai, vous continuerez à recevoir les soins habituels contre le cancer. Ces soins sont souvent couverts par l'assurance maladie.

Soins de support

Les soins de support contribuent à améliorer votre qualité de vie pendant et après le traitement contre le cancer. Ils visent à prévenir ou à soulager les effets indésirables et les symptômes, tels que la douleur et la fatigue intense liée au cancer. Ils répondent également aux préoccupations psychologiques, sociales et spirituelles des personnes atteintes d'un cancer.

Les soins de support (également appelés soins palliatifs) sont accessibles à toutes les personnes atteintes d'un cancer et à leur famille. Ils ne sont pas réservés aux patients en fin de vie.

Les soins de support peuvent également aider à :

- Prendre des décisions concernant le traitement
- Coordonner vos soins
- Payer vos soins
- Planifier les soins avancés et la fin de vie

Pour en savoir plus sur les soins de support, reportez-vous au *Chapitre 8 : Soins de support et autres formes d'aide*.

Effets indésirables du traitement

Un effet indésirable est un état physique ou psychologique nuisible ou désagréable causé par un traitement. Tous les traitements du cancer de la vessie peuvent entraîner des effets indésirables.

Certaines personnes ont beaucoup d'effets indésirables alors que d'autres en ont peu. Certains effets indésirables peuvent être très graves, tandis que d'autres sont simplement désagréables. La plupart des effets indésirables apparaissent peu après le début du traitement et disparaissent après la fin du traitement. D'autres effets indésirables perdurent longtemps ou peuvent apparaître des années plus tard.

Les effets indésirables dépendent de nombreux facteurs, notamment le type de traitement, sa durée ou la dose administrée.

Voici quelques effets indésirables courants des différents traitements :

Ablation chirurgicale de la vessie – Saignements, caillots sanguins, troubles rénaux, infection, dysfonction sexuelle, incontinence, problèmes causés par la dérivation urinaire

Thérapie intravésicale – Irritation (inflammation) du revêtement de la vessie, mictions fréquentes, douleur ou sensation de brûlure lors de la miction, présence de sang dans les urines, infection

Chimiothérapie – Nausées, vomissements, fatigue intense, fièvre, infection, fourmillements ou engourdissement dans les doigts et les orteils, éruption cutanée, diarrhée

Immunothérapie – Réaction auto-immune, fatigue intense, fièvre, nausées, perte d'appétit, infection, diarrhée, constipation

Les patients ne présentent pas tous des nausées ou des vomissements à la suite d'une cancérothérapie. Mais si vous présentez ces effets indésirables, il est important de les atténuer autant que possible afin qu'ils n'interfèrent pas avec votre traitement.

Pour en savoir plus sur les effets indésirables, reportez-vous au document *NCCN Guidelines for Patients : Nausées et vomissements*, disponible sur NCCN.org/patientguidelines et sur l'application NCCN Patient Guides for Cancer.

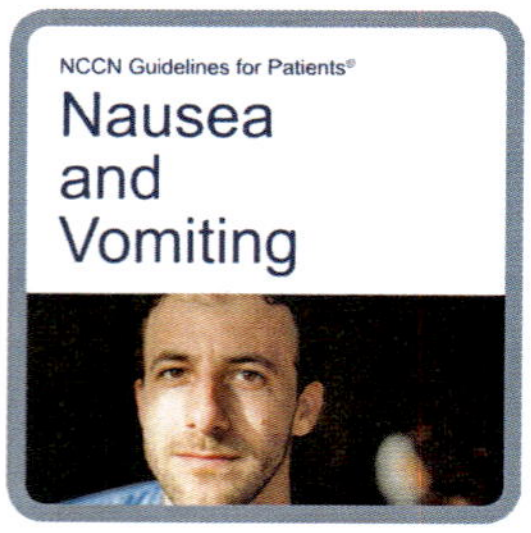

Autres effets indésirables notables

Certains effets indésirables sont plus fréquents chez les personnes atteintes d'un cancer de la vessie, en particulier après une chirurgie. Même si vous ne présenterez pas nécessairement ces effets indésirables, vous devez en avoir connaissance lorsque vous évaluez les avantages et les risques des différents traitements :

- **Dysfonction sexuelle** – Le traitement ou le cancer lui-même peut nuire à votre capacité à avoir des relations sexuelles. La dysfonction sexuelle comprend également une baisse de la libido. Cela peut être dû à un manque d'énergie, à une gêne vis-à-vis de votre corps après l'opération ou à un état anxieux ou dépressif.
- **Difficultés à contrôler le flux urinaire** – Vous pouvez uriner de manière incontrôlée. C'est ce qu'on appelle l'incontinence urinaire. Il existe cependant des solutions, comme les exercices de renforcement du plancher pelvien, qui peuvent vous aider à retrouver le contrôle de votre fonction urinaire.

De nombreux effets indésirables peuvent être pris en charge. Certains peuvent même être évités. Demandez à votre équipe soignante une liste complète des effets indésirables à court et à long terme, ainsi que des informations sur la manière de les prendre en charge.

Points clés

- Le traitement du cancer de la vessie dépend du stade et du grade de votre cancer, de votre état de santé général et de vos préférences.
- La résection transurétrale de tumeur de la vessie (RTUTV) est une intervention qui consiste à examiner les tumeurs présentes sur la paroi vésicale et à les retirer.
- La cystectomie radicale consiste à retirer la vessie, les ganglions lymphatiques voisins et d'autres organes du bassin.
- Une dérivation urinaire est une intervention chirurgicale incluse dans la cystectomie radicale. Son but est de créer une nouvelle voie pour évacuer l'urine hors du corps.
- La thérapie intravésicale consiste à administrer un médicament contre le cancer directement dans la vessie.
- La chimiothérapie est un traitement à base de médicaments visant à tuer les cellules cancéreuses dans tout le corps. La plupart des médicaments de chimiothérapie sont des liquides qui sont lentement injectés dans une veine (perfusion).
- Tous les traitements du cancer de la vessie peuvent entraîner des effets indésirables.

Votre opinion nous intéresse !

Notre objectif est de fournir des informations utiles et faciles à comprendre sur le cancer.

Répondez à notre enquête pour nous indiquer nos points forts et ce que nous pourrions améliorer.

NCCN.org/patients/feedback

Questions à poser

- Comment saurez-vous si le traitement est efficace ? Quelles sont mes options si le traitement cesse d'être efficace ?
- Mes chances sont-elles meilleures pour un traitement que pour un autre ?
- Si je fais l'objet d'une cystectomie radicale, quel type de dérivation urinaire puis-je avoir ?
- Comment obtenir un deuxième avis ?

Quel est le stade de votre cancer ?

Si vous avez atteint cette page, vous connaissez probablement le stade de votre cancer de la vessie. Reportez-vous au chapitre correspondant pour en savoir plus sur votre traitement.

Si votre urologue ou un autre professionnel de santé vous a indiqué le stade de votre cancer, mais que vous ne vous en souvenez pas ou que vous ne l'avez pas compris, appelez le cabinet et demandez plus d'informations. Quelqu'un devrait être en mesure de vous l'expliquer.

Reportez-vous au chapitre correspondant au stade de votre cancer pour en savoir plus sur les types de traitement que vous pourriez recevoir.

5

Traitement du cancer de la vessie n’infiltrant pas le muscle

Le traitement du cancer de la vessie n'infiltrant pas le muscle vise à réduire le risque de récidive après le traitement et à empêcher le cancer d'évoluer vers un stade plus avancé.

Le cancer de la vessie qui ne s'est pas développé dans la couche musculaire de la paroi vésicale est appelé cancer n'infiltrant pas le muscle. Les cancers de la vessie de stades 0 et 1 sont des cancers n'infiltrant pas le muscle.

Souvent, le cancer de la vessie n'infiltrant pas le muscle peut être traité sans ablation de la vessie.

Cancer de la vessie de stades 0 et 1

Le cancer de la vessie de **stade 0** se développe uniquement à la surface de la couche urothéliale (revêtement interne) de la vessie. Il existe deux types de cancer de la vessie de stade 0 :

- Le **stade 0a** (également appelé carcinome papillaire n'infiltrant pas le muscle) se présente sous forme de projections de tissu en forme de doigts qui se développent à partir de la surface interne vers le centre creux de la vessie.
- Le **stade 0is** (également appelé carcinome in situ ou CIS) est une tumeur plane sur le revêtement interne de la vessie.

Au **stade 1**, le cancer de la vessie s'est développé dans la couche de tissu conjonctif de la paroi vésicale, mais n'a pas atteint la couche musculaire.

Cancer de la vessie de stades 0 et 1

Le cancer de la vessie de stade 0 se développe uniquement sur le revêtement interne (couche urothéliale) de la paroi vésicale.

Le cancer de la vessie de stade 1 s'est développé au-delà du revêtement interne, dans la couche de tissu conjonctif, mais n'a pas atteint la couche musculaire.

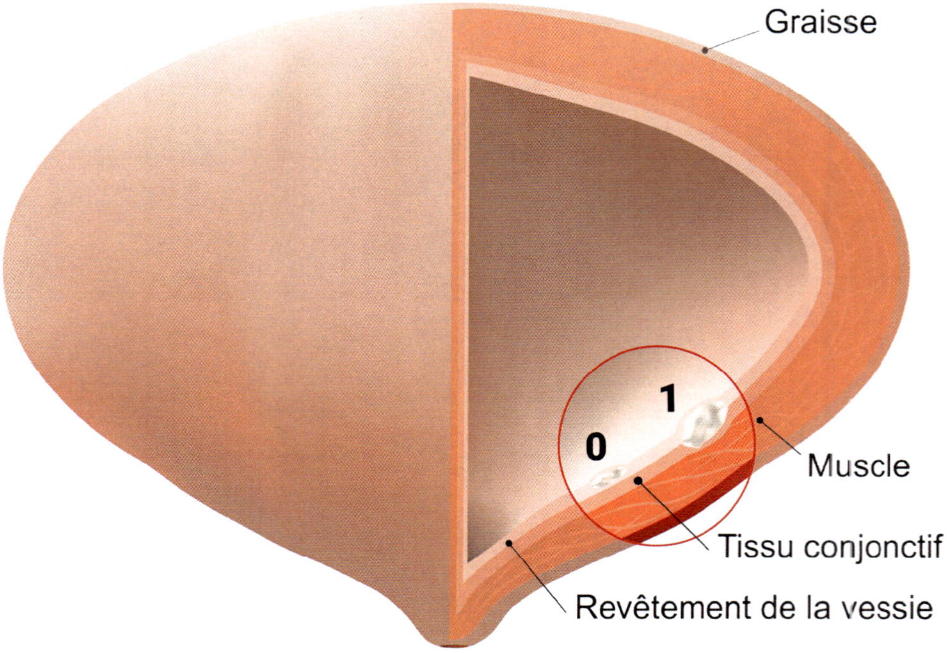

Le traitement du cancer de la vessie de stades 0 et 1 dépend du risque (faible, moyen ou élevé) de réapparition (récidive) ou de croissance (progression) du cancer. Le niveau de risque est basé sur certaines caractéristiques, notamment le stade, la vitesse de croissance lente ou rapide (bas ou haut grade), la taille et la présence éventuelle de plusieurs tumeurs. **Reportez-vous au Guide 1.**

Par exemple, une petite tumeur de stade 0a à croissance lente présente un risque faible de récidive ou de progression. En revanche, un cancer comportant plusieurs tumeurs de stade 0a de grande taille et à croissance rapide présente un risque élevé.

Votre échantillon de biopsie et votre première RTUTV révèlent généralement ce risque. Une deuxième RTUTV (réévaluation) peut être nécessaire si la première RTUTV n'a pas permis d'enlever suffisamment de tumeur ou n'incluait pas de tissu musculaire de la paroi vésicale. Si la RTUTV de réévaluation (reRTUTV) révèle que le cancer a envahi la couche musculaire, la tumeur sera traitée comme un cancer de la vessie infiltrant le muscle (stade 2 ou supérieur).

Vous avez peut-être également reçu une dose unique de chimiothérapie intravésicale lors de votre première RTUTV. Cela peut aider à prévenir la récidive du cancer. Ce traitement intravésical « isolé » est distinct de la thérapie intravésicale de 6 semaines recommandée dans le **Guide 1.**

Guide 1
Options thérapeutiques pour le cancer de la vessie de stades 0 et 1

Risque faible	• Lésion de stade 0a petite, unique et à croissance lente	➞	• Surveillance
Risque moyen	• Tumeur(s) de stade 0a volumineuse(s) ou multiple(s) à croissance lente • Tumeur de stade 0a à croissance lente qui réapparaît dans un délai d'un an • Tumeur de stade 0a petite, unique et à croissance rapide • Tumeur de stade 1 à croissance lente	➞	• Thérapie intravésicale (BCG ou chimiothérapie)* • Surveillance
Risque élevé	• Tumeur(s) de stade 0a, volumineuse(s) ou multiple(s) à croissance rapide • Tumeur de stade 0is à croissance rapide • Tumeur de stade 1 à croissance rapide	➞	• Thérapie intravésicale par BCG* • Cystectomie radicale
	• Tumeur de stade 0 ou 1 présentant des caractéristiques à risque très élevé	➞	• Cystectomie radicale* • Thérapie intravésicale par BCG

**Traitement privilégié*

Traitement en fonction du risque

Vous avez passé de nombreux examens. Votre équipe soignante en sait désormais suffisamment sur votre cancer pour planifier son traitement.

Le traitement des cancers de stades 0 et 1 est basé sur le risque de récidive ou de progression du cancer. Reportez-vous de nouveau au **Guide 1**.

- La prise en charge du cancer de la vessie à **Risque faible** n'inclut pas de traitement actif après une RTUTV initiale. Mais elle implique une surveillance. La surveillance consiste à effectuer des examens occasionnels pour voir si le cancer récidive après traitement. Pour le cancer de la vessie de stade 0, la surveillance comprend une cystoscopie tous les 3 à 6 mois après la RTUTV, puis une fois par an.
- Le cancer de la vessie à **risque moyen** présente un risque mesuré de récidive. Bien que la surveillance soit une option raisonnable, le traitement privilégié est une thérapie intravésicale de 6 semaines (BCG ou chimiothérapie).
- Le cancer de la vessie à **risque très élevé** présente un risque important de récidive ou de progression. Le cancer de la vessie à risque très élevé est généralement traité par une thérapie intravésicale par BCG (si vous n'avez jamais reçu de BCG auparavant), bien que la cystectomie radicale soit également une option.
- **Le cancer de la vessie à risque très élevé avec des caractéristiques à risque très élevé** présente plus de risque d'évoluer vers un stade avancé, c'est pourquoi la cystectomie radicale est le traitement privilégié. Cependant, le BCG intravésical peut être une option dans certains cas.

Les caractéristiques à risque très élevé comprennent :

- Le traitement par BCG intravésical n'a aucun effet sur le cancer.
- Des cellules tumorales sont présentes dans les vaisseaux sanguins ou lymphatiques à l'extérieur de la tumeur principale (invasion lymphovasculaire).
- Une récidive du cancer se développe dans l'urètre.
- Le cancer est un sous-type rare qui entraîne généralement des résultats défavorables.

Des soins de support doivent également être disponibles pendant le traitement. Les soins de support visent à soulager les symptômes et à répondre à d'autres préoccupations.

Si vous présentez un cancer de la vessie n'infiltrant pas le muscle à risque très élevé, mais que vous ne pouvez pas recevoir de traitement par BCG ou que celui-ci n'est pas efficace, le traitement privilégié est alors une cystectomie radicale. Si vous ne pouvez pas faire l'objet d'une cystectomie ou si vous préférez l'éviter, la chimiothérapie intravésicale est une option.

Si ni le BCG ni la cystectomie ne constituent une bonne option, certains traitements peuvent être utilisés dans des cas spécifiques. Il s'agit notamment du pembrolizumab (Keytruda), un médicament immunothérapeutique, ainsi que du nadofaragène firadenovec-vncg (Adstiladrin) et du nogapendekin alfa inbakicept-pmln (Anktiva).

Le nadofaragène firadenovec-vncg et le nogapendekin alfa inbakicept-pmln sont des médicaments intravésicaux qui sont administrés directement dans la vessie, où ils stimulent les cellules immunitaires de la vessie afin de mieux lutter contre le cancer.

Soins de suivi

Après le traitement, la phase suivante des soins commence. Il s'agit de la phase de suivi (ou de surveillance). Pendant cette période, vous passerez des examens occasionnels afin de détecter toute récidive de votre cancer.

Comme mentionné ailleurs dans cet ouvrage, la récidive du cancer de la vessie est fréquente. La surveillance est donc toujours recommandée après la fin du traitement.

Les personnes atteintes d'un cancer de la vessie doivent subir des examens de suivi réguliers pendant de nombreuses années afin de vérifier si le cancer est réapparu. Veillez à vous rendre à tous vos rendez-vous de suivi. (Si vous présentez des symptômes ou en cas de problème, n'attendez pas votre prochain rendez-vous de suivi. Appelez immédiatement votre médecin ou votre équipe soignante.)

Les examens que vous devez passer et leur fréquence dépendent du risque de récidive de votre cancer. Le plan de suivi est différent pour chaque personne.

Guide 2
Suivi en fonction du niveau de risque pour le cancer de la vessie n'infiltrant pas le muscle

	Risque faible	Risque moyen	Risque élevé
Cystoscopie	**Année 1 :** à 3 et 12 mois **Années 2 à 5 :** une fois par an **Ensuite :** selon les recommandations de votre médecin	**Année 1 :** à 3, 6 et 12 mois **Année 2 :** tous les 6 mois **Années 3 à 5 :** une fois par an **Ensuite :** selon les recommandations de votre médecin	**Années 1 à 2 :** tous les 3 mois **Années 3 à 5 :** tous les 6 mois **Années 6 à 10 :** une fois par an **Ensuite :** selon les recommandations de votre médecin
Imagerie des voies urinaires supérieures, de l'abdomen et du bassin	**Année 1 :** imagerie de référence avec urogramme (TDM ou IRM), pyélogramme ou urétéroscopie **Ensuite :** selon les recommandations de votre médecin		**Année 1 :** imagerie de référence, puis à nouveau à 12 mois **Années 2 à 10 :** tous les 1 à 2 ans **Ensuite :** selon les recommandations de votre médecin
Cytologie urinaire	aucune	**Année 1 :** à 3, 6 et 12 mois **Année 2 :** tous les 6 mois **Années 3 à 5 :** une fois par an **Ensuite :** selon les recommandations de votre médecin	**Années 1 à 2 :** tous les 3 mois **Années 3 à 5 :** tous les 6 mois **Années 6 à 10 :** une fois par an **Ensuite :** selon les recommandations de votre médecin
Test de dépistage des marqueurs tumoraux dans l'urine	aucun		Votre médecin peut vous proposer ce test au cours des deux premières années suivant le traitement.

En fonction de votre type de cancer et d'autres considérations de santé, vous pourriez avoir besoin des examens de suivi suivants :

- Cystoscopie
- Imagerie des voies urinaires supérieures
- Imagerie de l'abdomen et du bassin
- Cytologie urinaire
- Marqueurs tumoraux urinaires

Si vous n'avez pas eu recours à une ablation de la vessie dans le cadre de votre traitement, reportez-vous au **Guide 2** pour connaître les examens de suivi adaptés à votre niveau de risque.

Si votre vessie a été retirée, reportez-vous au **Guide 3** pour connaître les examens de suivi dont vous aurez besoin.

Guide 3
Examens de suivi après une ablation de la vessie pour un cancer de la vessie n'infiltrant pas le muscle

<table>
<tr><th></th><th>Imagerie</th><th>Analyses de sang</th><th>Analyses d'urine</th></tr>
<tr><td>Année 1</td><td>À 3 et 12 mois :
• Urogramme (TDM ou IRM) des voies urinaires supérieures, de l'abdomen et du bassin</td><td>Tous les 3 à 6 mois :
• Fonction rénale
• Fonction hépatique
• Hémogramme et BMC (si vous avez suivi une chimiothérapie)</td><td rowspan="2">Tous les 6 à 12 mois :
• Cytologie urinaire
• Cytologie du lavage urétral (uniquement en cas de risque élevé de récidive)</td></tr>
<tr><td>Année 2</td><td rowspan="4">Une fois par an :
• Urogramme (TDM ou IRM) des voies urinaires supérieures, de l'abdomen et du bassin</td><td rowspan="4">Une fois par an :
• Fonction rénale
• Fonction hépatique
• Taux de vitamine B12, s'il est demandé par votre médecin</td></tr>
<tr><td>Année 3</td><td rowspan="5">Selon les recommandations de votre médecin :
• Cytologie urinaire
• Cytologie du lavage urétral (uniquement en cas de risque élevé de récidive)</td></tr>
<tr><td>Année 4</td></tr>
<tr><td>Année 5</td></tr>
<tr><td>Années 6 à 10</td><td>Une fois par an :
• Échographie des reins</td><td rowspan="2">Une fois par an :
• Taux de vitamine B12, s'il est demandé par votre médecin</td></tr>
<tr><td>Après 10 ans</td><td>Selon les recommandations de votre médecin</td></tr>
</table>

Récidive ou progression

Les soins de suivi consistent à surveiller l'éventualité de la récidive du cancer. Si le cancer récidive, il est utile de savoir comment y faire face.

Lorsque le cancer récidive pendant le traitement de suivi, il est généralement détecté par une cystoscopie. Cependant, il arrive parfois qu'une cytologie urinaire révèle des signes de cancer alors que la cystoscopie n'en détecte pas. Voici ce qui se passera en fonction des résultats de ces tests :

Si la cystoscopie révèle un cancer

Si le cancer apparaît lors d'un examen de suivi par cystoscopie, vous passerez une nouvelle RTUTV afin de réévaluer le risque du cancer. Le niveau de risque détermine le traitement approprié. **Reportez-vous au Guide 1**.

Par exemple, si la RTUTV de réévaluation montre que le cancer est revenu sous la forme d'un cancer n'infiltrant pas le muscle à risque élevé, le traitement privilégié est la thérapie intravésicale par BCG. Une cystectomie radicale est également une option, en particulier si vous avez déjà suivi un traitement par BCG qui n'a pas réduit le cancer. Après ce traitement, vous reprendrez le suivi.

Si la cytologie urinaire indique un cancer

Si les résultats d'un examen de cytologie urinaire de suivi suggèrent que le cancer est peut-être réapparu et qu'un deuxième examen de cytologie confirme le premier, d'autres examens sont nécessaires pour localiser le cancer.

Des examens supplémentaires permettront de rechercher un cancer dans la vessie ainsi que dans d'autres zones telles que la prostate et les voies urinaires supérieures.

Les examens peuvent inclure :

- Biopsies de l'urètre, de la vessie ou de la prostate
- Cytologie urinaire des voies urinaires supérieures
- Urétéroscopie : examen de l'intérieur des reins et des uretères

Si la biopsie de la vessie ou des voies urinaires révèle un cancer, vous devrez effectuer une autre RTUTV afin de déterminer votre niveau de risque actuel. **Reportez-vous au Guide 1**.

Traitement pour les résultats des autres examens :

- Si aucun des examens ne détecte de cancer, vous devrez vous rendre à une visite de suivi dans 3 mois pour confirmer le résultat.
- Si une biopsie révèle un cancer de la prostate, des examens supplémentaires et un traitement de la prostate seront nécessaires.
- Si une cytologie urinaire des voies urinaires supérieures indique un cancer, vous devrez passer des examens supplémentaires et entreprendre un traitement des voies urinaires supérieures.

Après le traitement, votre programme de suivi dépendra du stade actuel de votre cancer et du traitement que vous avez déjà reçu.

Et ensuite ?

Vous continuerez à passer des examens et à vous rendre à des visites de suivi à intervalles réguliers afin de surveiller la récidive ou la progression du cancer. La surveillance est un élément clé du plan de suivi.

De nombreux traitements nouveaux et prometteurs contre le cancer de la vessie ont récemment été approuvés et sont en cours de développement. Comme toujours, vous pouvez essayer de participer à un essai clinique quasiment à tout moment de la prise en charge du cancer.

Envisagez de rejoindre un groupe de soutien. Parler avec d'autres personnes atteintes d'un cancer de la vessie peut être instructif et rassurant.

Gardez à l'esprit que vous pouvez avoir un cancer de la vessie et mener une vie épanouie après le diagnostic et le traitement.

Points clés

- De nombreux cancers n'infiltrant pas le muscle peuvent être traités sans ablation de la vessie.
- La surveillance est souvent la meilleure prise en charge pour les cancers de la vessie à risque faible. La surveillance consiste à pratiquer des examens occasionnels visant à détecter la récidive du cancer.
- Le traitement privilégié pour les cancers de la vessie à risque moyen est une thérapie intravésicale par BCG ou chimiothérapie.
- Les cancers à risque élevé sont généralement traités par une thérapie intravésicale par BCG, bien que la cystectomie radicale soit également une option.
- Les examens de suivi dépendent du risque de récidive du cancer. Plus le risque est élevé, plus les examens nécessaires sont nombreux.

Questions à poser

- Où vais-je recevoir mon traitement : à l'hôpital, dans une clinique, dans votre cabinet ou à domicile ?
- Combien de temps le traitement va-t-il durer ?
- Le traitement sera-t-il douloureux ?
- Quels sont les risques d'aggravation ou de récidive du cancer ?
- Quels sont les soins de suivi nécessaires après mon traitement ?

6

Traitement du cancer de la vessie infiltrant le muscle

Le cancer de la vessie infiltrant le muscle signifie que la tumeur s'est développée suffisamment en profondeur pour atteindre la couche musculaire épaisse de la paroi vésicale. Il est souvent traité par une intervention chirurgicale visant à retirer la vessie ou par chimioradiothérapie.

Ce chapitre décrit le traitement du cancer qui s'est propagé dans la couche musculaire de la paroi vésicale. Cela comprend les stades 2 à 4A.

Si vous connaissez le stade de votre cancer, consultez la page qui décrit le traitement correspondant à ce stade.

Cancer de la vessie de stades 2 et 3A

Le **cancer de la vessie de stade 2** s'est développé dans la couche musculaire, mais n'a pas atteint le tissu adipeux recouvrant la vessie et ne s'est pas propagé ailleurs. Le cancer de la vessie de stade 2 a généralement un meilleur pronostic que le cancer qui a pénétré dans la couche adipeuse ou l'a franchie.

Le **cancer de la vessie de stade 3A** s'est développé au-delà de la paroi vésicale, dans la couche adipeuse entourant la vessie. Il peut s'être propagé aux organes reproducteurs voisins, tels que la prostate, les vésicules séminales, l'utérus ou le vagin. Il peut également s'être propagé à un ganglion lymphatique voisin. Le cancer de stade 3A ne s'est pas propagé aux parois du bassin ou de l'abdomen, ni aux ganglions ou aux organes éloignés de la vessie.

Le traitement principal du cancer de la vessie de stades 2 et 3A est la cystectomie radicale. Il s'agit d'une intervention chirurgicale qui consiste à retirer

Cancer de la vessie de stades 2 et 3A

Le cancer de la vessie de stade 2 s'est développé dans la couche musculaire, mais n'a pas atteint la couche adipeuse externe et ne s'est pas non plus propagé ailleurs.

Le cancer de la vessie de stade 3A s'est développé au-delà de la paroi vésicale, dans la couche adipeuse. Il peut également s'être propagé aux organes reproducteurs voisins ou à un ganglion lymphatique voisin.

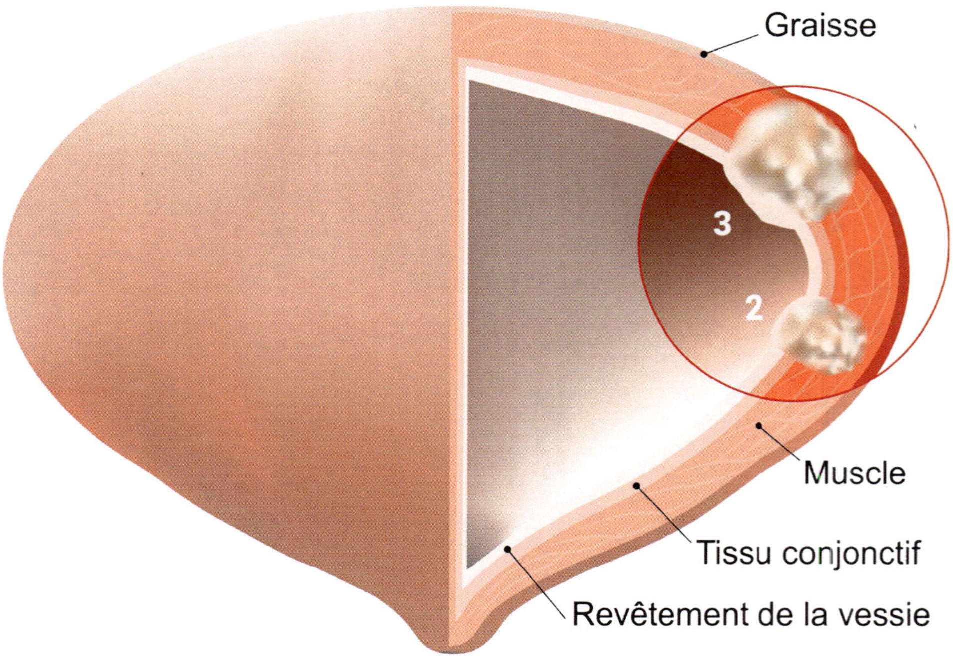

le cancer en enlevant toute la vessie ainsi que les ganglions lymphatiques voisins. De plus, la prostate est retirée chez les hommes et l'utérus, le col de l'utérus, les trompes de Fallope, les ovaires et une partie du vagin peuvent être retirés chez les femmes.

Une chimiothérapie d'association avec cisplatine est souvent administrée avant une cystectomie afin de réduire la taille de la tumeur avant l'intervention chirurgicale et de détruire les cellules cancéreuses qui pourraient se trouver à l'extérieur de la vessie.

Une autre méthode actuellement utilisée consiste à associer une chimiothérapie et une immunothérapie avant la cystectomie radicale, puis à administrer une immunothérapie supplémentaire après l'intervention.

Afin de choisir le traitement le mieux adapté à vos besoins, vous et votre équipe soignante devrez vous poser deux questions importantes :

- Pouvez-vous tolérer une chimiothérapie à base de cisplatine ?
- Êtes-vous en assez bonne santé pour faire l'objet d'une intervention chirurgicale majeure visant à retirer votre vessie ?

Pour vous aider à répondre à ces questions, vous passerez des examens complémentaires, tels qu'une TDM ou une IRM de l'abdomen et du bassin. Un autre examen essentiel permet de vérifier l'état de vos reins. Il s'agit d'une simple analyse de sang visant à s'assurer que vos reins fonctionnent suffisamment bien pour supporter le stress que la chimiothérapie leur imposera.

Certaines personnes atteintes d'un cancer de la vessie de stade 2 ne peuvent pas subir d'intervention chirurgicale ou ne le souhaitent pas. Si c'est votre cas, passez à la section suivante et rendez-vous à la section *Traitement sans ablation de la vessie* à la page 51.

Si vous pensez devoir faire l'objet d'une cystectomie radicale, lisez la section suivante :

Chirurgie d'ablation de la vessie

La cystectomie radicale peut être réalisée avec ou sans chimiothérapie à base de cisplatine. Cela dépend de votre capacité à suivre une chimiothérapie. Si vous pouvez suivre une chimiothérapie, vous pourrez peut-être également ajouter une immunothérapie à ce traitement.

Pour connaître les options thérapeutiques recommandées, **reportez-vous au Guide 4**.

Guide 4
Traitement initial de chirurgie d'ablation de la vessie pour les stades 2 et 3A

Options thérapeutiques initiales	• Chimiothérapie et cystectomie radicale • Traitement combiné de chimiothérapie et d'immunothérapie, et cystectomie radicale • Cystectomie radicale seule

Chaque intervention implique également une dérivation urinaire.

Chimiothérapie et chirurgie d'ablation de la vessie

Cette option commence par une combinaison de médicaments de chimiothérapie, dont l'un est le cisplatine. Le cisplatine s'est révélé être le type de chimiothérapie le plus efficace pour traiter le cancer de la vessie.

Environ 1 à 2 mois après la fin de la chimiothérapie, vous ferez l'objet d'une intervention chirurgicale pour retirer la vessie (cystectomie radicale). Une cystectomie radicale est souvent la meilleure option pour traiter le cancer de la vessie infiltrant le muscle et aider à prévenir sa récidive. Au cours de la cystectomie radicale, le chirurgien créera également une dérivation urinaire.

Traitement combiné de chimiothérapie et d'immunothérapie, et chirurgie d'ablation de la vessie

Cette nouvelle approche thérapeutique associe la chimiothérapie la plus efficace, le cisplatine, à l'immunothérapie afin d'améliorer les résultats. Cette approche peut retarder davantage la récidive du cancer et semble aider les patients à vivre plus longtemps.

Le processus thérapeutique est presque identique à celui de la chimiothérapie standard associée à la chirurgie d'ablation de la vessie. Mais ce traitement ajoute le médicament immunothérapeutique durvalumab (Imfinzi) aux cycles de chimiothérapie avant la cystectomie radicale. Après la chirurgie, les patients recevront plusieurs cycles supplémentaires (jusqu'à 8) d'immunothérapie par durvalumab.

Certains médecins appellent cela un traitement « en sandwich », car la chirurgie a lieu entre les deux cycles d'immunothérapie, comme les tranches de pain dans un sandwich.

Chirurgie d'ablation de la vessie seule

Il s'agit d'une option pour les personnes qui ne peuvent pas suivre une chimiothérapie à base de cisplatine. Le cisplatine peut être trop agressif pour certaines personnes, en particulier celles dont le foie et les reins ne fonctionnent pas bien. Si vous souffrez d'une perte auditive, de lésions nerveuses ou si vous êtes incapable d'accomplir la plupart des activités quotidiennes, vous ne pourrez peut-être pas non plus suivre une chimiothérapie à base de cisplatine.

Les personnes qui ne peuvent pas recevoir de cisplatine n'ont pas besoin d'essayer une chimiothérapie différente ou moins efficace. La chirurgie visant à retirer la vessie est l'option la plus appropriée.

Traitement après une chirurgie de la vessie

En fonction des constatations du chirurgien lors de la cystectomie radicale et des résultats de votre rapport pathologique, vous pourriez devoir suivre un traitement supplémentaire pour éliminer les cellules cancéreuses qui subsistent après la chirurgie.

Voici quelques raisons pour lesquelles vous pourriez avoir besoin d'un traitement supplémentaire :

- La tumeur était plus grosse que prévu.
- La tumeur s'est développée au-delà de la paroi vésicale.
- Le cancer a atteint les ganglions lymphatiques.

Le choix du traitement supplémentaire dépend en partie du fait que vous ayez reçu ou non un traitement avant l'intervention. **Reportez-vous au Guide 5.**

Les options de traitement supplémentaire comprennent :

- Chimiothérapie à base de platine
- Immunothérapie avec durvalumab
- Immunothérapie avec nivolumab ou pembrolizumab
- Radiothérapie (chez certains patients)

Suivi

Pour obtenir des recommandations sur les soins de suivi et la surveillance de la récidive du cancer, consultez la page 58.

Traitement sans ablation de la vessie

Tout le monde n'a pas nécessairement besoin, ne souhaite pas ou ne peut pas faire l'objet d'une cystectomie radicale. Si vous avez d'autres problèmes de santé graves ou si vous êtes physiquement incapable d'effectuer de nombreuses activités quotidiennes, la chirurgie n'est peut-être pas une bonne option pour vous. Il se peut également que votre tumeur soit suffisamment petite pour être retirée sans avoir à enlever toute la vessie.

Le traitement contre le cancer de la vessie qui n'implique pas de cystectomie radicale s'appelle un « traitement de préservation vésicale ».

Guide 5
Traitement supplémentaire après chirurgie d'ablation de la vessie pour les stades 2 et 3A

Options thérapeutiques supplémentaires	Conditions
Chimiothérapie à base de platine (privilégiée)	• Vous n'avez pas fait l'objet d'une chimiothérapie avant la chirurgie. • Le cancer était de stade 3 ou plus ou s'était propagé aux ganglions lymphatiques au moment de la chirurgie.
Immunothérapie avec durvalumab (Imfinzi)	• Vous avez fait l'objet d'une chimiothérapie à base de cisplatine et reçu du durvalumab avant la chirurgie.
Immunothérapie avec nivolumab (Opdivo) ou pembrolizumab (Keytruda)	• Vous avez fait l'objet d'une chimiothérapie à base de cisplatine avant la chirurgie, et le cancer était de stade 2 ou plus ou s'était propagé aux ganglions lymphatiques au moment de la chirurgie. • Vous n'avez pas fait l'objet d'une chimiothérapie avant la chirurgie, et le cancer était de stade 3 ou plus ou s'était propagé aux ganglions lymphatiques au moment de la chirurgie.
Radiothérapie (dans certains cas)	• Le cancer était de stade 3 ou plus et/ou s'était propagé aux ganglions lymphatiques au moment de la chirurgie.

Il existe deux options thérapeutiques qui n'impliquent pas l'ablation de la vessie :

Traitement trimodal

Le traitement trimodal est un traitement qui préserve la vessie chez certaines personnes atteintes d'un cancer de la vessie infiltrant le muscle.

Dans le cadre du traitement trimodal, la RTUTV (résection transurétrale de tumeur de la vessie) permet d'abord d'enlever toute tumeur visible, puis la chimiothérapie et la radiothérapie sont utilisées conjointement pour détruire les cellules cancéreuses restantes. Le traitement trimodal peut être une bonne option si votre cancer est décrit dans le **Guide 6**.

Radiothérapie seule

Si vous ne pouvez pas suivre de chimioradiothérapie et que vous ne pouvez pas ou ne souhaitez pas faire l'objet d'une cystectomie radicale, la radiothérapie seule est une option thérapeutique possible pour les personnes atteintes d'un cancer de la vessie de stade 2 ou 3A.

Et ensuite ?

La tumeur doit être contrôlée 2 à 3 mois après la fin du traitement. En fonction de la présence ou non d'un cancer, voici ce qui peut se passer ensuite :

Si aucun cancer n'est détecté, vous pouvez commencer les soins de suivi et la surveillance sans traitement supplémentaire.

Si le cancer est toujours présent et que vous pouvez faire l'objet d'une cystectomie radicale, le traitement dépend du type et de la taille de la tumeur restante. Les options comprennent une RTUTV avec ou sans thérapie intravésicale si la tumeur est maintenant au stade 1, une cystectomie radicale (ou une cystectomie partielle, dans des cas très spécifiques) si la tumeur est au stade 2, ou un traitement pour le cancer métastatique.

Guide 6
Pouvez-vous bénéficier d'un traitement de préservation vésicale ?

La chimioradiothérapie sans ablation chirurgicale de la vessie est une option uniquement pour certaines personnes atteintes d'un cancer de la vessie infiltrant le muscle. Chaque personne est différente, mais voici quelques caractéristiques communes aux personnes qui peuvent bénéficier d'un traitement de préservation vésicale :

Caractéristiques communes	• La tumeur mesure moins de 6 centimètres (environ la longueur d'une clé ou d'un œuf). • La tumeur ne bloque pas l'écoulement de l'urine des reins vers la vessie. • Il n'y a pas de carcinome in situ (CIS). Le CIS est une zone plane de cellules cancéreuses à croissance rapide sur le revêtement interne de la vessie. • La tumeur peut être entièrement retirée par RTUTV.

Si le cancer est toujours présent, mais que vous ne pouvez pas ou ne souhaitez pas faire l'objet d'une cystectomie radicale, les options thérapeutiques comprennent une chimiothérapie à base de cisplatine, une RTUTV avec ou sans thérapie intravésicale, et des soins de support.

Pour le cancer de la vessie de stade 2, la radiothérapie seule est également une option si vous n'en avez pas déjà bénéficié.

Suivi

Pour obtenir des recommandations sur les soins de suivi et la surveillance de la récidive du cancer, consultez la page 58.

Cancer de la vessie de stade 3B

Le cancer de la vessie de stade 3B est considéré comme localement avancé. Cela signifie que le cancer s'est développé hors de la vessie et s'est propagé à plusieurs ganglions lymphatiques dans le bassin ou au moins à un ganglion lymphatique dans la région pelvienne supérieure. Néanmoins, le cancer ne s'est pas propagé à des organes ou à des ganglions lymphatiques éloignés de la vessie. (Ce stade n'est donc pas métastatique.)

Traitement systémique

Le traitement principal du cancer de la vessie de stade 3B est le traitement systémique. Le traitement systémique agit sur l'ensemble du corps, et non sur une partie seulement. L'objectif du traitement systémique est de réduire autant que possible la tumeur et, surtout, de détruire toutes les cellules cancéreuses à l'extérieur de la vessie.

Cancer de la vessie de stades 3B et 4A

Le cancer de la vessie de stade 3B s'est développé à l'extérieur de la vessie et s'est propagé aux ganglions lymphatiques voisins ou à ceux situés dans le haut du bassin.

Le cancer de la vessie de stade 4A s'est développé au-delà de la paroi vésicale. Il peut s'être propagé à la paroi du bassin ou à l'abdomen. Il peut également s'être propagé aux ganglions lymphatiques voisins, voire à des ganglions lymphatiques éloignés.

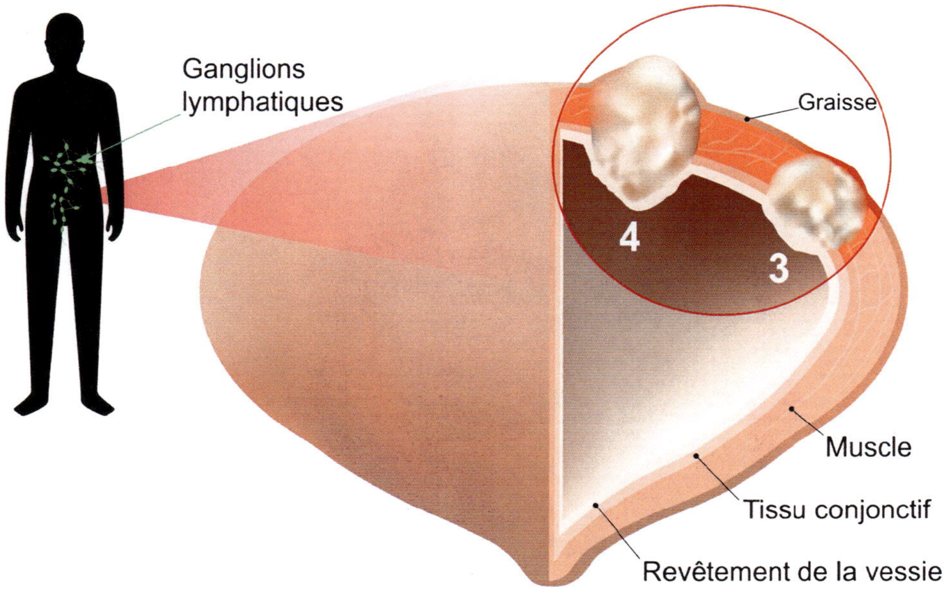

Les traitements systémiques les plus courants pour le cancer de la vessie localement avancé sont la chimiothérapie, le traitement ciblé et l'immunothérapie. Les options thérapeutiques recommandées sont répertoriées dans le **Guide 7**. Un traitement supplémentaire peut être nécessaire en fonction de l'efficacité du traitement principal.

Le traitement standard du cancer de la vessie localement avancé est depuis longtemps la chimiothérapie à base de platine (cisplatine ou carboplatine).

Plus récemment, les experts en cancérologie ont commencé à traiter le cancer de la vessie localement avancé et métastatique par l'association d'un traitement ciblé (enfortumab vedotin-ejfv, un conjugué anticorps-médicament appelé Padcev) et d'une immunothérapie (pembrolizumab, Keytruda).

Cette association semble plus efficace que la chimiothérapie à base de platine pour ce stade du cancer.

Guide 7
Traitement systémique initial pour le cancer de la vessie de stades 3B et 4A

	Traitement	Type de traitement
Option privilégiée	Enfortumab vedotin-ejfv (Padcev) et pembrolizumab (Keytruda)	Chimiothérapie ciblée et immunothérapie
Autres traitements recommandés	Gemcitabine et cisplatine (ou carboplatine)	Chimiothérapie
	Nivolumab (Opdivo), gemcitabine et cisplatine	Immunothérapie et chimiothérapie
	Dose-dense méthotrexate, vinblastine, doxorubicine et cisplatine (ddMVAC)	Chimiothérapie
Traitements utilisés dans certains cas	Gemcitabine et carboplatine	Chimiothérapie
	Pembrolizumab	Immunothérapie
	Atézolizumab (Tecentriq)	Immunothérapie

Si vous ne pouvez pas bénéficier de ce traitement combiné, la chimiothérapie à base de platine et d'autres médicaments d'immunothérapie et de traitement ciblé restent des options thérapeutiques recommandées pour le cancer de stade 3B.

Environ 2 à 3 mois après la fin de votre traitement initial, vous passerez des examens d'imagerie pour voir si le traitement a été efficace.

Si aucun cancer n'est détecté après le traitement initial, la prochaine étape dépendra de votre situation propre :

- Surveillance sans traitement supplémentaire. Cela ne signifie pas que le cancer est guéri. Vous commencerez un suivi et une surveillance pour détecter toute récidive du cancer.
- Traitement supplémentaire pour éliminer toute cellule cancéreuse indétectable qui pourrait subsister. Les options thérapeutiques comprennent :
    - Chirurgie d'ablation de la vessie (cystectomie radicale)
    - Chimioradiothérapie

Si un cancer est détecté après une chimiothérapie, vous pouvez suivre un traitement supplémentaire afin d'essayer une autre stratégie. Les options thérapeutiques supplémentaires comprennent :

- Cystectomie radicale (pour un cancer situé uniquement dans la vessie)
- Chimioradiothérapie (pour un cancer persistant dans la vessie)
- Traitement à déterminer en fonction de l'étendue du cancer

Si le cancer continue de croître ou de se propager malgré le traitement initial, l'étape suivante consiste à commencer un traitement contre la maladie métastatique. Reportez-vous au *Chapitre 7 : Traitement du cancer de la vessie métastatique.*

Suivi

Pour obtenir des recommandations sur les soins de suivi et la surveillance de la récidive du cancer, consultez la page 58.

La surveillance est un élément clé de votre plan de suivi. Veillez à vous rendre aux visites de suivi et à rester en contact avec votre équipe soignante.

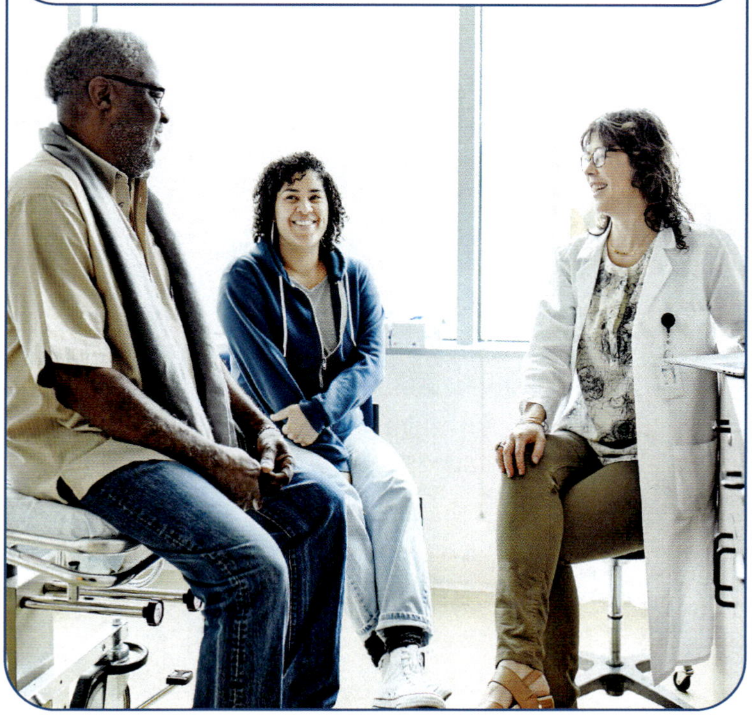

Cancer de la vessie de stade 4A

Le cancer de la vessie de stade 4A s'est développé au-delà de la paroi vésicale et peut s'être propagé à la paroi du bassin ou à la paroi abdominale. Le stade 4A peut s'être propagé aux ganglions lymphatiques situés près de la vessie, voire à des ganglions lymphatiques éloignés de la vessie.

Les options thérapeutiques contre le cancer de la vessie de stade 4A dépendent de la propagation ou non du cancer à des ganglions lymphatiques éloignés. Le cancer de la vessie de stade 4A qui **s'est propagé** à des ganglions lymphatiques éloignés est considéré comme métastatique. (Reportez-vous à la section *Stade 4A métastatique* à la page 58.) Le cancer de stade 4A qui **n'a pas** atteint les ganglions lymphatiques éloignés est dit localement avancé.

Stade 4A localement avancé

Si les examens montrent que le cancer s'est propagé à la paroi du bassin ou de l'abdomen, mais qu'il ne s'est pas propagé à des ganglions lymphatiques ou à des organes distants, vous pouvez bénéficier de l'une des options thérapeutiques initiales suivantes :

- Traitement systémique associant un traitement ciblé (enfortumab vedotin-ejfv, Padcev) et une immunothérapie (pembrolizumab, Keytruda). Cette association semble plus efficace que la chimiothérapie à base de platine pour ce stade du cancer. Si vous ne pouvez pas suivre cette association thérapeutique, vous pouvez recevoir une chimiothérapie à base de platine et/ou un autre médicament immunothérapeutique. Pour connaître les options de traitement systémique recommandées, **reportez-vous au Guide 7**.
- Chimioradiothérapie. Il s'agit d'une association de chimiothérapie et de radiothérapie. Administrés ensemble, ces deux traitements sont plus efficaces que pris séparément.

Environ 2 à 3 mois après l'un ou l'autre type de traitement, vous devrez passer quelques examens pour vérifier l'efficacité du traitement. Ces examens comprennent une cystoscopie, un examen sous anesthésie, une RTUTV et/ou une imagerie de l'abdomen et du bassin.

Si aucun cancer n'est détecté après le traitement initial, un traitement supplémentaire peut empêcher la récidive du cancer. Les options comprennent :

- Traitement systémique pour éliminer toute cellule cancéreuse indétectable qui pourrait subsister. Le traitement systémique peut inclure l'immunothérapie ou la chimiothérapie.
- Chimioradiothérapie (si vous n'avez pas déjà suivi de radiothérapie).
- Cystectomie radicale (si le traitement principal a suffisamment réduit la tumeur).

Si un cancer est détecté après le traitement initial, vous pouvez choisir de suivre un traitement complémentaire afin d'éliminer davantage le cancer. Les options thérapeutiques supplémentaires comprennent :

- Traitement systémique tel que la chimiothérapie, l'immunothérapie et/ou le traitement ciblé. Pour les options thérapeutiques, **reportez-vous au Guide 8**.
- Chimioradiothérapie (si vous n'avez pas déjà suivi de radiothérapie).
- Cystectomie radicale (si le traitement principal a suffisamment réduit la tumeur).

Suivi

Pour obtenir des recommandations sur les soins de suivi et la surveillance de la récidive du cancer, consultez la section *Soins de suivi* à la page 58.

Guide 8
Options de traitement systémique suivantes pour le cancer de la vessie de stade 4A

Quel a été votre traitement initial ?	Options thérapeutiques suivantes privilégiées	Autres options thérapeutiques suivantes recommandées
Immunothérapie et traitement ciblé (enfortumab vedotin-ejfv, Padcev)	• Dose-dense méthotrexate, vinblastine, doxorubicine et cisplatine (ddMVAC) • Gemcitabine et cisplatine • Gemcitabine et carboplatine • Traitement ciblé basé sur les biomarqueurs : - Erdafitinib (Balversa) - Trastuzumab déruxtécan (Enhertu)	• Paclitaxel (Taxol) ou docétaxel • Gemcitabine
Chimiothérapie	• Pembrolizumab (Keytruda) • Enfortumab vedotin-ejfv (Padcev) • Enfortumab vedotin-ejfv et pembrolizumab • Nivolumab (Opdivo) • Avélumab (Bavencio) • Traitement ciblé basé sur les biomarqueurs : - Erdafitinib - Trastuzumab déruxtécan	• Paclitaxel ou docétaxel • Gemcitabine
Immunothérapie	• Enfortumab vedotin-ejfv • Enfortumab vedotin-ejfv et pembrolizumab • Gemcitabine et carboplatine • Gemcitabine et cisplatine • ddMVAC • Traitement ciblé basé sur les biomarqueurs : - Erdafitinib - Trastuzumab déruxtécan	• Paclitaxel ou docétaxel • Gemcitabine
Chimiothérapie et immunothérapie	• Enfortumab vedotin-ejfv • Traitement ciblé basé sur les biomarqueurs : - Erdafitinib - Trastuzumab déruxtécan	• Enfortumab vedotin-ejfv et pembrolizumab • Paclitaxel ou docétaxel • Gemcitabine • Gemcitabine et cisplatine • ddMVAC • Ifosfamide, doxorubicine et gemcitabine • Gemcitabine et paclitaxel

Stade 4A métastatique

Le cancer de stade 4A s'est propagé à des ganglions lymphatiques éloignés dans le corps (cancer métastasé). Le traitement principal est un traitement systémique, qui agit sur les cellules cancéreuses dans tout le corps. Pour connaître les options de traitement systémique recommandées, **reportez-vous au Guide 7**.

Après le traitement, vous devrez vous soumettre à quelques examens ou procédures pour vérifier l'efficacité du traitement. Ces examens peuvent comprendre une cystoscopie, un examen sous anesthésie, une RTUTV et/ou des examens d'imagerie de votre abdomen et de votre bassin.

Si les examens montrent que le cancer n'a pas grossi ou ne s'est pas propagé après la chimiothérapie, vous pourriez suivre un traitement d'entretien afin de conserver les bénéfices de la chimiothérapie et de ralentir la progression du cancer. Un inhibiteur de point de contrôle tel que l'avélumab (Bavencio) ou le nivolumab (Opdivo) est le traitement d'entretien standard.

Si aucun cancer n'est détecté ou si le cancer a régressé après le traitement initial, votre médecin peut vous proposer d'envisager un traitement local par chirurgie ou radiothérapie afin d'éliminer tout cancer résiduel dans la vessie. Ce traitement est principalement destiné aux personnes qui souhaitent opter pour un protocole thérapeutique très agressif et qui ont obtenu de bons résultats avec le traitement systémique.

Si le cancer reste stable ou continue de progresser, la prochaine étape est le traitement de la maladie métastatique. Reportez-vous au *Chapitre 7 : Traitement du cancer de la vessie métastatique.*

Vous pouvez également envisager de participer à un essai clinique.

Soins de suivi

Une fois terminés le traitement initial et tout traitement supplémentaire, la phase suivante de la prise en charge du cancer commence. Il s'agit de la phase de suivi (ou de surveillance). Pendant cette période, vous passerez des examens occasionnels afin de détecter toute récidive de votre cancer.

Comme mentionné ailleurs dans cet ouvrage, le cancer de la vessie peut récidiver à tout moment. Veillez donc à ne manquer ou n'oublier aucun rendez-vous de suivi.

Si vous présentez des symptômes ou en cas de problème, n'attendez pas votre prochain rendez-vous de suivi. Appelez immédiatement votre médecin ou votre équipe soignante.

Les examens spécifiques à effectuer, ainsi que leur fréquence, dépendent du retrait ou non de votre vessie.

Si votre vessie a été retirée

Même si vous avez fait l'objet d'une intervention chirurgicale pour retirer votre vessie, le cancer peut réapparaître dans d'autres zones, telles que les voies urinaires supérieures, l'urètre ou ailleurs dans votre corps. Vous devez donc vous attendre à effectuer des examens et des visites de suivi pendant de nombreuses années.

Le suivi après une cystectomie radicale comprend des examens d'imagerie, des analyses d'urine et de sang, ainsi que des examens visant à vérifier la santé de votre foie et de vos reins. Pour connaître le calendrier recommandé des examens de suivi après une cystectomie radicale, **reportez-vous au Guide 9**. Gardez à l'esprit que le plan de suivi sera différent pour chaque personne.

La cytologie du lavage urétral est un examen qui permet de rechercher un cancer dans l'urètre. Pour cet examen, l'urètre est rempli d'une solution saline. Le liquide est ensuite évacué et analysé pour rechercher des cellules cancéreuses. La cytologie du lavage urétral n'est généralement effectuée qu'en cas de risque élevé de récidive du cancer dans l'urètre.

Les personnes qui ont une dérivation urinaire peuvent présenter une carence en vitamine B12 au fil du temps. Leur taux de vitamine B12 doit donc être contrôlé une fois par an après la première année de suivi.

Si vous avez conservé votre vessie

Pour les personnes qui ont pu conserver leur vessie, il existe toujours un risque que le cancer réapparaisse dans la vessie, dans une autre partie des voies urinaires ou dans d'autres parties du corps.

Les examens de suivi après un traitement de préservation vésicale comprennent une cystoscopie, des examens d'imagerie, des analyses d'urine et de sang, ainsi que des examens visant à vérifier l'état de santé de votre foie et de vos reins.

Guide 9
Examens de suivi après une ablation de la vessie pour un cancer de la vessie infiltrant le muscle

<table>
<tr><th></th><th>Imagerie</th><th>Analyses de sang</th><th>Analyses d'urine</th></tr>
<tr><td>Année 1</td><td rowspan="2">Tous les 3 à 6 mois :
• Urogramme (TDM ou IRM)
• TDM thoracique ou radiographie thoracique</td><td>Tous les 3 à 6 mois :
• Fonction rénale
• Fonction hépatique
• Hémogramme et BMC (si vous avez suivi une chimiothérapie)</td><td rowspan="2">Tous les 6 à 12 mois :
• Cytologie urinaire
• Cytologie du lavage urétral (uniquement en cas de risque élevé de récidive)</td></tr>
<tr><td>Année 2</td><td rowspan="4">Une fois par an :
• Fonction rénale
• Fonction hépatique
• Taux de vitamine B12 (uniquement si votre médecin le recommande)</td></tr>
<tr><td>Année 3</td><td rowspan="3">Une fois par an :
• TDM ou IRM de l'abdomen et du bassin
• TDM thoracique ou radiographie thoracique</td><td rowspan="5">Selon les recommandations de votre médecin :
• Cytologie urinaire
• Cytologie du lavage urétral (uniquement en cas de risque élevé de récidive)</td></tr>
<tr><td>Année 4</td></tr>
<tr><td>Année 5</td></tr>
<tr><td>Années 6 à 10</td><td>Une fois par an :
• Échographie des reins</td><td rowspan="2">Une fois par an :
• Taux de vitamine B12 (uniquement si votre médecin le recommande)</td></tr>
<tr><td>Après 10 ans</td><td>Selon les recommandations de votre médecin</td></tr>
</table>

Pour connaître le calendrier recommandé des examens de suivi après un traitement de préservation vésicale, **reportez-vous au Guide 10**.

Gardez à l'esprit que le plan de suivi sera différent pour chaque personne.

Récidive ou persistance

Le cancer de la vessie récidive plus souvent que presque tous les autres types de cancer. Même les personnes qui ont reçu le traitement le plus complet pour le cancer de la vessie peuvent présenter une récidive.

Guide 10
Examens de suivi après un traitement de préservation vésicale pour un cancer de la vessie infiltrant le muscle

<table>
<tr><th></th><th>Cystoscopie</th><th>Imagerie</th><th>Analyses de sang</th><th>Analyses d'urine</th></tr>
<tr><td>Année 1</td><td rowspan="2">Tous les 3 mois</td><td rowspan="2">Tous les 3 à 6 mois :
• Urogramme (TDM ou IRM)
• TDM thoracique ou radiographie thoracique
• TEP/TDM au FDG (uniquement en cas de suspicion de métastases)</td><td>Tous les 3 à 6 mois :
• Fonction rénale
• Fonction hépatique
• Hémogramme et BMC (si vous avez suivi une chimiothérapie)</td><td rowspan="2">Tous les 6 à 12 mois :
• Cytologie urinaire</td></tr>
<tr><td>Année 2</td><td rowspan="6">Selon les recommandations de votre médecin :
• Fonction rénale
• Fonction hépatique</td></tr>
<tr><td>Année 3</td><td rowspan="2">Tous les 6 mois</td><td rowspan="3">Une fois par an :
• TDM ou IRM de l'abdomen et du bassin
• TDM thoracique ou radiographie thoracique
• TEP/TDM au FDG (uniquement en cas de suspicion de métastases)</td><td rowspan="5">Selon les recommandations de votre médecin :
• Cytologie urinaire</td></tr>
<tr><td>Année 4</td></tr>
<tr><td>Année 5</td><td rowspan="2">Une fois par an</td></tr>
<tr><td>Années 6 à 10</td><td rowspan="2">Selon les recommandations de votre médecin</td></tr>
<tr><td>Après 10 ans</td><td>Selon les recommandations de votre médecin</td></tr>
</table>

Les soins de suivi consistent à surveiller attentivement tout signe de récidive. Lorsque le cancer récidive ou que le traitement ne parvient pas à l'éliminer (persistance), il est utile de savoir comment y faire face.

Le traitement du cancer de la vessie infiltrant le muscle récidivant ou persistant repose sur les résultats des examens de suivi et sur le retrait antérieur ou non de votre vessie.

Si vous avez conservé votre vessie

Si un cancer est détecté chez une personne dont la vessie n'a pas été retirée, il est important de savoir si le cancer se trouve dans la vessie ou dans une autre partie des voies urinaires.

Cancer dans la vessie

Si les examens montrent que le cancer est réapparu dans la vessie, mais pas dans d'autres parties du corps, le traitement dépend de la présence ou non d'une atteinte de la couche musculaire de la vessie.

- **Aucune atteinte de la couche musculaire** Ces tumeurs sont généralement traitées par une thérapie intravésicale par BCG, une RTUTV ou une cystectomie radicale.
- **Atteinte de la couche musculaire** – Ces tumeurs sont généralement traitées par une cystectomie radicale. La chimioradiothérapie est également une option si vous n'avez jamais reçu de radiothérapie auparavant. Si vous ne pouvez pas faire l'objet d'une cystectomie ou d'une chimioradiothérapie, d'autres options sont possibles, telles que le traitement systémique par immunothérapie ou chimiothérapie, ainsi que la RTUTV et les soins palliatifs pour soulager la douleur et d'autres symptômes.

Cancer dans une autre partie des voies urinaires

Si la cytologie urinaire indique la présence d'un cancer quelque part dans les voies urinaires, l'étape suivante consiste à localiser le cancer.

Des examens complémentaires sont réalisés pour vérifier les voies urinaires supérieures et l'urètre. Ces cancers sont rares, mais ils peuvent également être très graves.

- **Cancer des uretères ou des reins** – Pour examiner les voies urinaires supérieures, vous pouvez effectuer des cytologies urinaires supplémentaires et éventuellement des biopsies des uretères ou des reins. Si des cellules cancéreuses sont détectées, un traitement des voies urinaires supérieures est nécessaire.
- **Cancer de l'urètre prostatique** – Une biopsie est réalisée pour examiner la partie de l'urètre qui traverse la prostate. Si la biopsie révèle la présence de cellules cancéreuses, un traitement est nécessaire pour cette partie de l'urètre.

Si votre vessie a été retirée

Si votre vessie a été retirée, mais qu'un cancer récidivant est détecté, vous devrez effectuer d'autres examens afin de localiser précisément le cancer.

Le traitement du cancer récidivant peut inclure un traitement systémique tel que la chimiothérapie, l'immunothérapie ou le traitement ciblé, et/ou une radiothérapie pour soulager les symptômes douloureux.

Et ensuite ?

Si vous avez été traité(e) pour un cancer récidivant ou persistant, vous continuerez à passer des examens et à vous rendre à des visites de suivi à intervalles réguliers afin de surveiller la récidive ou la progression du cancer. Veillez donc à continuer à vous rendre aux visites de suivi et à rester en contact avec votre équipe soignante. La surveillance est un élément clé du plan de suivi.

N'oubliez pas que de nombreux traitements nouveaux et prometteurs contre le cancer de la vessie ont récemment été approuvés et sont en cours de développement. Comme toujours, vous pouvez essayer de participer à un essai clinique quasiment à tout moment de la prise en charge du cancer.

Gardez à l'esprit que vous pouvez avoir un cancer de la vessie et mener une vie épanouie après le diagnostic et le traitement.

Renseignez-vous sur les soins de support, qui peuvent être utiles à n'importe quel stade du cancer. Pour plus d'informations, *reportez-vous au Chapitre 8 : Soins de support et autres formes d'aide.*

Points clés

- Si une tumeur de la vessie se développe dans la couche musculaire épaisse de la paroi vésicale, on parle alors de cancer de la vessie infiltrant le muscle. Les cancers de la vessie de stades 2, 3 et 4 en font partie.
- La cystectomie radicale est le traitement principal pour les personnes atteintes d'un cancer de la vessie de stade 2 ou 3A qui sont en assez bonne santé pour faire l'objet d'une intervention chirurgicale. Une chimiothérapie est souvent administrée avant l'intervention chirurgicale afin de réduire la taille de la tumeur. Une immunothérapie avant et après l'intervention chirurgicale est parfois ajoutée à la chimiothérapie.
- Lorsqu'une cystectomie radicale ne peut pas être pratiquée ou n'est pas souhaitée, les options thérapeutiques comprennent la RTUTV et la chimioradiothérapie, ou la radiothérapie seule.
- Le traitement principal du cancer de la vessie de stades 3B et 4A est le traitement systémique. Un traitement supplémentaire est parfois nécessaire.
- Les examens de suivi après le traitement d'un cancer de la vessie infiltrant le muscle comprennent des examens d'imagerie, des analyses d'urine et de sang, ainsi que des examens visant à vérifier l'état de santé de votre foie et de vos reins.

Questions à poser

- Cet hôpital ou ce centre propose-t-il le meilleur traitement pour moi ?
- Comment mon âge, mon sexe, mon état de santé général et d'autres facteurs influencent-ils mes options thérapeutiques ?
- Comment saurez-vous si le traitement est efficace ? Quelles sont mes options si le traitement cesse d'être efficace ?
- Suggérez-vous des options thérapeutiques tirées des NCCN Guidelines ou avez-vous modifié le traitement standard dans mon cas ?
- Si je fais l'objet d'une cystectomie radicale avec dérivation urinaire, que peut-on faire pour préserver mes fonctions urinaires et sexuelles ?

7

Traitement du cancer de la vessie métastatique

Si le cancer se propage à des zones situées en dehors de la vessie, on parle alors de cancer de stade 4B ou métastatique. Le traitement du cancer de la vessie métastatique vise principalement à vous aider à vivre aussi normalement et confortablement que possible, aussi longtemps que possible.

Cancer de la vessie de stade 4B

Le stade 4B est un cancer de la vessie métastatique. Ce cancer s'est développé au-delà de la paroi vésicale et s'est propagé (a métastasé) à des ganglions lymphatiques ou à des organes éloignés de la vessie. Le cancer de la vessie métastatique peut s'être propagé à des zones telles que les os, le foie ou les poumons.

Bien que les traitements s'améliorent constamment, le cancer de la vessie métastatique est souvent incurable et les symptômes sont fréquents. C'est pourquoi le traitement vise à soulager les symptômes tout en ralentissant la croissance et la propagation du cancer. La participation à un essai clinique est également une bonne option pour les personnes atteintes d'un cancer de la vessie métastatique.

Recevoir un diagnostic de cancer de la vessie métastatique est très éprouvant. Cela peut être une source importante d'anxiété et de stress. N'hésitez pas à en parler avec des médecins, des infirmiers, des thérapeutes ou des conseillers, ainsi qu'avec d'autres personnes atteintes d'un cancer de la vessie. Renseignez-vous auprès de votre équipe soignante sur ces ressources et consultez la page 78 pour obtenir une liste d'autres ressources.

Cancer de la vessie de stade 4B

Le cancer de la vessie de stade 4B s'est développé au-delà de la paroi vésicale et s'est propagé (a métastasé) à des ganglions lymphatiques ou à des organes éloignés de la vessie.

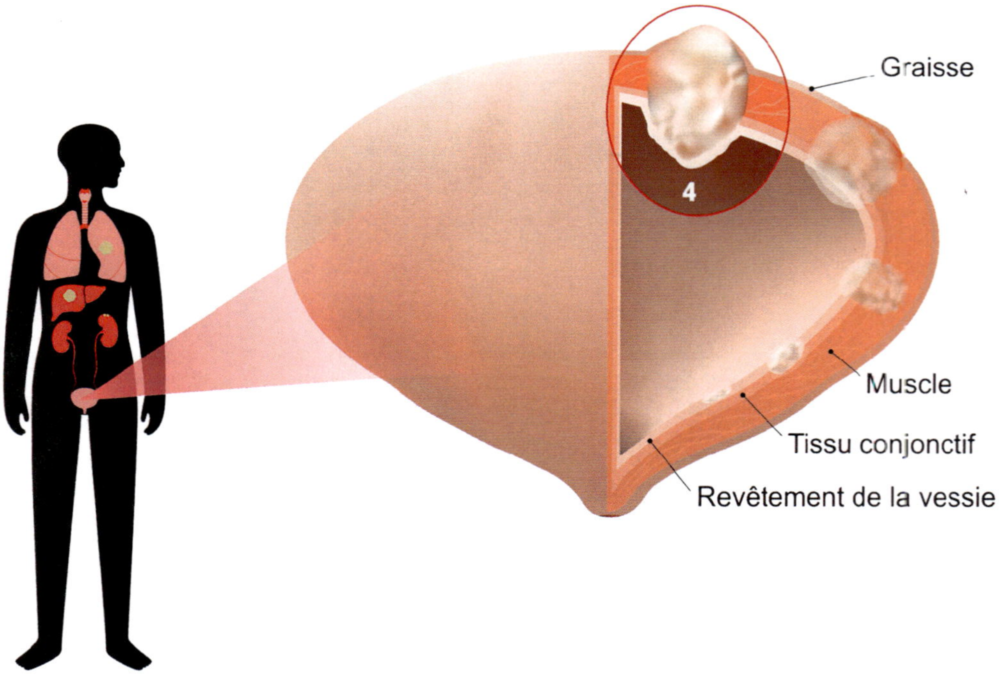

Examens pour planifier le traitement

Avant le traitement, vous devrez passer d'autres examens afin de déterminer le nombre de métastases et leur emplacement dans le corps. Ces informations aideront votre équipe soignante à planifier les soins qui vous conviendront le mieux.

Le traitement principal du cancer de la vessie métastatique est généralement un traitement systémique. Les traitements systémiques, tels que la chimiothérapie, l'immunothérapie et le traitement ciblé, agissent sur l'ensemble du corps.

Afin de déterminer le médicament de traitement systémique qui vous conviendra le mieux, votre équipe soignante tiendra compte de votre état de santé général. Cela comprend le fonctionnement de votre cœur, de votre foie et de vos reins, le stade d'avancement du cancer et la capacité de votre organisme à tolérer un traitement intensif.

Les examens peuvent inclure :

- Scintigraphie osseuse ou IRM pour rechercher la présence d'un cancer dans vos os
- TDM thoracique pour rechercher un cancer dans vos poumons et d'autres organes
- TDM ou IRM de votre cerveau et de votre moelle épinière
- Analyse de sang pour vérifier si vos reins peuvent métaboliser les médicaments de chimiothérapie
- Biopsie de toute zone suspecte
- Tests moléculaires ou génomiques pour trouver des biomarqueurs indiquant que vous pouvez bénéficier de certains traitements ciblés

Traitement de première intention

Les experts du NCCN recommandent de commencer par l'une des options de traitement systémique présentées dans le **Guide 11**. Ces traitements sont appelés traitements de première intention, car ils ont les meilleures chances d'être efficaces et doivent donc être utilisés en premier lieu.

Le traitement de première intention standard pour le cancer de la vessie métastatique est depuis longtemps la chimiothérapie à base de platine (cisplatine ou carboplatine). Mais les experts en cancérologie traitent désormais le cancer de la vessie métastatique par l'association d'une chimiothérapie ciblée (enfortumab vedotin-ejfv, Padcev) et d'une immunothérapie (pembrolizumab, Keytruda). Cette association semble plus efficace que la chimiothérapie à base de platine pour le cancer de la vessie métastatique.

Si vous ne pouvez pas bénéficier de ce traitement combiné ou s'il n'est pas disponible, la chimiothérapie à base de platine et d'autres médicaments d'immunothérapie et de traitement ciblé restent recommandés pour traiter le cancer de la vessie métastatique.

Traitement d'entretien

Si vous avez fait l'objet d'une chimiothérapie à base de platine comme traitement de première intention et que votre cancer n'a pas progressé ou ne s'est pas propagé, vous pouvez bénéficier d'un traitement d'entretien afin de conserver les bénéfices de la chimiothérapie de première intention et de ralentir la progression du cancer.

Le traitement d'entretien comprend l'un des inhibiteurs de points de contrôle avélumab (Bavencio) ou nivolumab (Opdivo).

Le traitement d'entretien n'est généralement pas nécessaire après d'autres types de traitement systémique de première intention.

Radiothérapie pour soulager les symptômes

Chez certaines personnes atteintes d'un cancer de la vessie métastatique, la radiothérapie peut être utilisée pour réduire les symptômes et soulager la douleur ou l'inconfort au niveau des os ou ailleurs.

Comme ce type de radiothérapie ne vise pas à guérir le cancer, des doses plus faibles peuvent être utilisées, ce qui réduit les effets indésirables généralement associés aux rayonnements. Demandez à votre équipe soignante si vous pouvez bénéficier de ce type de radiothérapie.

Essais cliniques

La participation à un essai clinique est une option pour toute personne atteinte d'un cancer. Elle est particulièrement recommandée pour les personnes dont le cancer de la vessie continue de progresser après un traitement de première intention.

Suivi

Après avoir suivi un traitement pendant un certain temps, votre équipe soignante voudra évaluer son efficacité. Les examens de suivi sont répertoriés dans le **Guide 12.**

Guide 11
Traitement systémique initial pour le cancer de la vessie de stade 4B

	Traitement	Type de traitement
Option privilégiée	Enfortumab vedotin-ejfv (Padcev) et pembrolizumab (Keytruda)	Chimiothérapie ciblée et immunothérapie
Autres traitements recommandés	Gemcitabine et cisplatine (ou carboplatine)	Chimiothérapie
	Nivolumab (Opdivo), gemcitabine et cisplatine	Immunothérapie et chimiothérapie
	Dose-dense méthotrexate, vinblastine, doxorubicine et cisplatine (ddMVAC)	Chimiothérapie
Traitements utilisés dans certains cas	Gemcitabine et carboplatine	Chimiothérapie
	Pembrolizumab	Immunothérapie
	Atézolizumab (Tecentriq)	Immunothérapie

Si le cancer reste stable ou régresse, vous continuerez probablement ce traitement.

Si le cancer continue de se développer (progression) ou si le traitement est trop agressif, un autre traitement doit être envisagé.

Options thérapeutiques suivantes

Si le cancer progresse après le traitement de première intention, d'autres traitements peuvent être envisagés. Les options thérapeutiques recommandées sont présentées dans le **Guide 13.** Les options thérapeutiques suivantes dépendent du traitement de première intention que vous avez reçu.

Si vous avez reçu une chimiothérapie comme traitement de première intention, les options thérapeutiques suivantes sont préférables : pembrolizumab, enfortumab vedotin-ejfv, enfortumab vedotin-ejfv associé au pembrolizumab, nivolumab ou avélumab. Si les tests génétiques révèlent que votre cancer présente un certain biomarqueur, vous pourriez recevoir de l'erdafitinib (Balversa) s'il s'agit d'une modification du gène *FGFR3* ou du trastuzumab déruxtécan (Enhertu) s'il produit trop de protéine HER2.

Si votre traitement de première intention était une immunothérapie telle que le pembrolizumab, le nivolumab ou l'atézolizumab (Tecentriq), les options thérapeutiques suivantes sont alors privilégiées : enfortumab vedotin-ejfv ou enfortumab vedotin-ejfv associé au pembrolizumab. Les options de chimiothérapie privilégiées comprennent des

Guide 12
Examens de suivi après le traitement de première intention du cancer de la vessie de stade 4B

Examen	Fréquence des examens
Cystoscopie	**Selon les recommandations de votre médecin**
Imagerie	**Tous les 3 à 6 mois, ou plus tôt en cas de changement ou de nouveaux symptômes :** • Urogramme (TDM ou IRM) • TDM ou TEP/TDM du thorax, de l'abdomen et du bassin
Analyses de sang	**Tous les 1 à 3 mois :** • Hémogramme et BMC **Une fois par an :** • Taux de vitamine B12 si vous avez eu une cystectomie et si votre médecin le demande
Analyses d'urine	**Selon les recommandations de votre médecin :** • Cytologie urinaire

associations de gemcitabine et de carboplatine, de gemcitabine et de cisplatine, ou de méthotrexate, de vinblastine, de doxorubicine et de cisplatine (ddMVAC).

Si votre traitement précédent comprenait à la fois une immunothérapie et l'enfortumab vedotin-ejfv, les options thérapeutiques suivantes sont privilégiées : chimiothérapie ddMVAC, gemcitabine associée au cisplatine, ou gemcitabine associée au carboplatine.

Si vous avez déjà fait l'objet d'un traitement combinant chimiothérapie et immunothérapie, l'option thérapeutique privilégiée ensuite est l'enfortumab vedotin-ejfv.

Si les tests génétiques révèlent que votre cancer présente un certain biomarqueur, vous pourriez recevoir de l'erdafitinib (Balversa) s'il s'agit d'une modification du gène *FGFR3* ou du trastuzumab déruxtécan (Enhertu) s'il produit trop de protéine HER2.

D'autres traitements répertoriés dans le **Guide 13** sont également recommandés ou peuvent être utiles dans certaines situations, en fonction du traitement que vous avez déjà reçu.

Autres traitements

Chirurgie des métastases

Après un traitement systémique, quelques personnes peuvent bénéficier d'une intervention chirurgicale visant à retirer le cancer qui s'est développé dans des zones du corps autres que la vessie (métastases). La chirurgie est plus susceptible de vous aider dans les cas suivants :

- Le cancer ne progresse pas rapidement
- Le traitement systémique a été efficace
- Les métastases sont limitées aux poumons ou aux ganglions lymphatiques
- Les métastases se trouvent dans une seule zone (uniquement dans les poumons, par exemple)

Soins de support

Les soins de support visent à améliorer votre qualité de vie. Ils comprennent la prise en charge des symptômes du cancer et des effets indésirables du traitement contre le cancer. Ils aident également à faire face à d'autres problèmes liés au cancer.

Pour plus d'informations sur les soins de support, reportez-vous au *Chapitre 8 : Soins de support et autres formes d'aide.*

Guide 13
Options de traitement systémique suivantes pour le cancer de la vessie de stade 4B métastatique

Quel a été votre traitement initial ?	Options thérapeutiques suivantes privilégiées	Autres options thérapeutiques suivantes recommandées
Immunothérapie et traitement ciblé (enfortumab vedotin-ejfv, Padcev)	• Dose-dense méthotrexate, vinblastine, doxorubicine et cisplatine (ddMVAC) • Gemcitabine et cisplatine • Gemcitabine et carboplatine • Traitement ciblé basé sur les biomarqueurs : - Erdafitinib (Balversa) - Trastuzumab déruxtécan (Enhertu)	• Paclitaxel (Taxol) ou docétaxel • Gemcitabine
Chimiothérapie	• Pembrolizumab (Keytruda) • Enfortumab vedotin-ejfv (Padcev) • Enfortumab vedotin-ejfv et pembrolizumab • Nivolumab (Opdivo) • Avélumab (Bavencio) • Traitement ciblé basé sur les biomarqueurs : - Erdafitinib - Trastuzumab déruxtécan	• Paclitaxel ou docétaxel • Gemcitabine
Immunothérapie	• Enfortumab vedotin-ejfv • Enfortumab vedotin-ejfv et pembrolizumab • Gemcitabine et carboplatine • Gemcitabine et cisplatine • ddMVAC • Traitement ciblé basé sur les biomarqueurs : - Erdafitinib - Trastuzumab déruxtécan	• Paclitaxel ou docétaxel • Gemcitabine
Chimiothérapie et immunothérapie	• Enfortumab vedotin-ejfv • Traitement ciblé basé sur les biomarqueurs : - Erdafitinib - Trastuzumab déruxtécan	• Enfortumab vedotin-ejfv et pembrolizumab • Paclitaxel ou docétaxel • Gemcitabine • Gemcitabine et cisplatine • ddMVAC • Ifosfamide, doxorubicine et gemcitabine • Gemcitabine et paclitaxel

Et ensuite ?

Après avoir été traité(e) pour un cancer de la vessie métastatique, vous continuerez à passer des examens et à venir en consultation afin de surveiller la récidive ou la progression du cancer, ou de traiter le cancer existant.

La surveillance est un élément clé de votre plan de suivi. Veillez donc à vous rendre à vos visites de suivi et à rester en contact avec votre équipe soignante. Comme toujours, vous pouvez demander à participer à un essai clinique.

Gardez à l'esprit que vous pouvez avoir un cancer de la vessie et continuer à profiter de la vie après le diagnostic et le traitement. Essayez d'en profiter autant que possible. Rejoignez un groupe de soutien si vous avez besoin de ressources supplémentaires.

Certaines personnes peuvent atteindre un stade où le traitement ne fonctionne plus et où il n'existe aucun autre traitement disponible. Même les personnes qui sont encore sous traitement peuvent parfois avoir l'impression qu'il n'y a plus beaucoup d'espoir. Il est courant de ressentir de la colère, de la frustration, des regrets, du désespoir et de l'incertitude, voire tout en même temps.

Parlez-en à votre famille ou à vos amis. Parlez-en également à votre médecin ou à un autre membre de votre équipe soignante. Ces spécialistes pourront vous orienter vers des professionnels qui vous aideront à gérer ces sentiments et vous guideront vers les étapes suivantes.

Pour plus d'informations, reportez-vous au *Chapitre 8 : Soins de support et autres formes d'aide.*

Points clés

- Le traitement du cancer de la vessie métastatique vise principalement à vous aider à vivre aussi normalement et confortablement que possible, aussi longtemps que possible.
- N'hésitez pas à parler de ce diagnostic avec des médecins, des infirmiers, des thérapeutes ou des conseillers, ainsi qu'avec d'autres personnes atteintes d'un cancer de la vessie.
- Vous devez vous attendre à effectuer d'autres examens afin de déterminer le nombre de métastases et leur emplacement dans le corps.
- Le traitement principal du cancer de la vessie métastatique est le traitement systémique. Les traitements systémiques comprennent la chimiothérapie, l'immunothérapie et le traitement ciblé.
- Il est fortement recommandé aux personnes atteintes d'un cancer de la vessie métastatique de participer à un essai clinique.
- La radiothérapie peut être utilisée pour atténuer les symptômes et soulager la douleur ou la gêne causée par le cancer de la vessie.

Questions à poser

- Comment saurez-vous si le traitement est efficace ? Quelles sont mes options si le traitement cesse d'être efficace ?
- Combien de temps ai-je pour décider du traitement ? Y a-t-il un travailleur social ou quelqu'un d'autre qui peut m'aider à décider ?
- Suggérez-vous des options thérapeutiques tirées des NCCN Guidelines ou avez-vous modifié le traitement standard dans mon cas ?
- Existe-t-il des options d'essais cliniques pour moi ?

8

Soins de support et autres formes d'aide

Les soins de support traitent les symptômes et les effets indésirables du cancer de la vessie, ainsi que les problèmes psychologiques, sociaux, financiers et spirituels. De nombreuses ressources sont disponibles pour vous aider à vous sentir mieux et répondre à vos questions.

La principale préoccupation de la plupart des personnes atteintes d'un cancer est de trouver un traitement efficace. Cependant, le cancer ne se résume pas au traitement. Il est donc important de savoir que vous pouvez obtenir de l'aide pour faire face à ces autres difficultés.

Soins de support

Les soins de support visent à soulager les symptômes du cancer et les effets indésirables du traitement anticancéreux ainsi que d'autres problèmes de santé liés au cancer.

Les soins de support, également appelés soins palliatifs, peuvent également aider à faire face aux problèmes psychologiques, sociaux et spirituels. Les soins de support s'intéressent au patient dans son ensemble, et pas seulement à son cancer.

Les soins de support peuvent être prodigués à n'importe quel stade de la maladie, pas seulement en fin de vie.

Ils peuvent répondre à de nombreux besoins. Ils peuvent faciliter la prise de décisions en matière de traitement. Ils peuvent également aider à coordonner les soins entre les différents professionnels de santé.

Il est normal de demander de l'aide

La dépression, l'anxiété, la peur et la détresse sont des sentiments très courants chez les personnes atteintes d'un cancer. Ces sentiments peuvent rendre plus difficile la gestion du cancer et de son traitement. Ils peuvent vous empêcher d'avancer, même lorsque vous souhaitez aller de l'avant.

Obtenir de l'aide en cas d'inquiétude ou de désespoir est un aspect important de la prise en charge du cancer. Si vous vous sentez angoissé(e) ou dépassé(e), n'hésitez pas à demander du soutien à votre équ pe thérapeutique.

Vous trouverez de plus amples informations sur le cancer et la détresse sur NCCN.org/patientguidelines et sur l'application NCCN Patient Guides for Cancer.

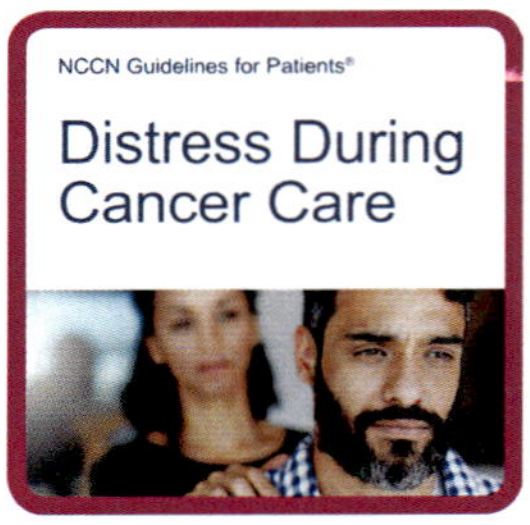

Il est important de noter que les soins de support peuvent aider à prévenir ou à traiter les symptômes physiques et psychologiques. Ils peuvent également être utiles à la prise en charge financière, à la planification préalable des soins et aux préoccupations liées à la fin de vie.

Il est important de parler ouvertement des soins de support avec votre équipe soignante. N'hésitez pas à poser des questions et à solliciter son aide si vous avez besoin de plus d'informations sur les prochaines étapes.

Vous trouverez de plus amples informations concernant les soins de support sur NCCN.org/patientguidelines et sur l'application NCCN Patient Guides for Cancer.

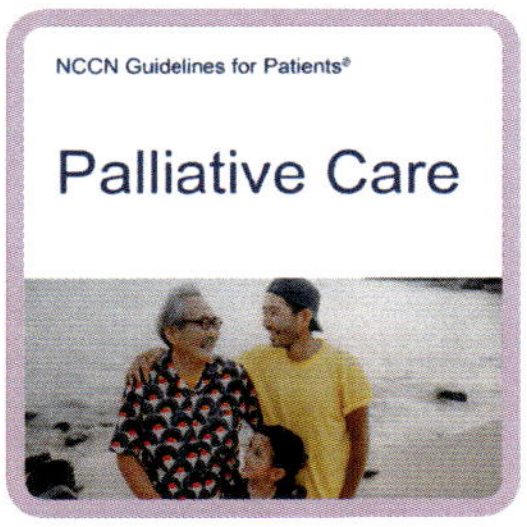

Anxiété et dépression

De nombreuses personnes atteintes d'un cancer présentent des symptômes de détresse, tels que l'anxiété et la dépression. Les examens peuvent provoquer de l'anxiété et les périodes difficiles du traitement peuvent engendrer une dépression. Parlez-en à votre équipe soignante afin d'obtenir de l'aide.

Cette aide peut prendre la forme de groupes de soutien, d'une psychothérapie ou de médicaments. Votre centre de cancérologie dispose d'accompagnateurs, de travailleurs sociaux et d'autres experts en mesure de vous aider. Certaines personnes trouvent également du réconfort dans la pratique d'une activité physique, les conversations avec des amis ou des proches, ou la relaxation.

Groupes de soutien

De nombreuses personnes ayant reçu un diagnostic de cancer trouvent que les groupes de soutien sont utiles. Dans les groupes de soutien, on rencontre souvent des personnes à différents stades du traitement. Certaines personnes viennent d'être diagnostiquées, d'autres ont terminé leur traitement. Si votre hôpital ou votre communauté ne dispose pas de groupes de soutien pour les personnes atteintes d'un cancer, consultez les ressources en ligne répertoriées à la page 78 de cet ouvrage.

L'exercice physique peut vous aider à vous sentir mieux. De plus, des recherches ont montré que l'exercice aide certaines personnes atteintes d'un cancer de la vessie à vivre plus longtemps.

Préoccupations financières

Le coût financier du cancer de la vessie peut être accablant. C'est le cancer le plus onéreux pour les patients sur l'ensemble de la prise en charge. Par conséquent, de nombreuses personnes atteintes de cette maladie et leurs proches ont du mal à faire face au coût du traitement et au stress lié à son financement.

De plus, vous pourriez être amené(e) à vous absenter de votre travail pendant le traitement ou à perdre votre emploi. Vous pouvez également rencontrer des difficultés pour payer ou obtenir vos médicaments. Il se peut que vous n'ayez pas d'assurance maladie ou qu'elle soit insuffisante.

Si vous avez du mal à payer votre nourriture, votre logement, votre traitement, vos soins de suivi et d'autres dépenses, ou si vous avez des difficultés à vous rendre à vos rendez-vous, parlez-en au travailleur social, aux accompagnateurs ou aux services financiers de l'hôpital de votre équipe soignante. Ils pourront peut-être vous aider à trouver une aide financière et des solutions de transport.

Vous pouvez également parler à votre équipe soignante de vos problèmes professionnels, financiers ou d'assurance. Ces informations seront incluses dans votre plan de traitement afin de vous aider à gérer vos finances et vos frais médicaux.

Si les médecins et professionnels de santé qui s'occupent de vous ne vous parlent pas des modalités de paiement du traitement, n'hésitez pas à aborder le sujet avec eux.

Planification préalable des soins

Lorsque le cancer est diagnostiqué à un stade très avancé ou continue de progresser malgré tous les efforts thérapeutiques, il peut être temps de réfléchir à l'avenir. Cette réflexion sur ce qui est important pour vous s'appelle la planification préalable des soins.

La planification préalable des soins s'adresse à tout le monde, pas seulement aux personnes très malades. Même lorsque le cancer a des chances d'être guéri, il est important de commencer à discuter des scénarios possibles dès le début du traitement.

Il s'agit de décider des soins que vous souhaitez recevoir si vous n'êtes plus en mesure de prendre vous-même des décisions médicales. C'est un moyen de vous assurer que vos souhaits seront compris et respectés. L'accent est mis sur le fait que vous receviez les meilleurs soins possible à la fin de votre vie. Les patients atteints d'un cancer incurable peuvent établir un plan préalable des soins dès le début afin de limiter leur stress et de faire face plus sereinement à leur maladie.

Le processus de planification préalable des soins commence par une discussion ouverte et honnête avec votre équipe soignante au sujet de votre pronostic (ce que vous pourriez vivre dans les mois à venir) et des médicaments ou traitements susceptibles de vous offrir la meilleure qualité de vie possible. La qualité de vie fait référence à la satisfaction globale d'une personne, y compris à son bien-être et à sa capacité à participer à ses activités habituelles.

Cette discussion doit inclure votre conjoint(e) ou partenaire et les autres personnes proches susceptibles d'être à vos côtés à la fin de votre vie.

Exprimez clairement vos souhaits. Il est important que chacun comprenne clairement les objectifs de

Ressources financières

L'**American Cancer Society** (cancer.org/treatment/finding-and-paying-for-treatment.html) fournit des informations générales sur les questions financières et d'assurance liées au cancer.

L'**American Society of Clinical Oncology** (cancer.net/navigating-cancer-care/financial-considerations) fournit des informations sur les considérations financières et la gestion des coûts de la prise en charge du cancer.

La **HealthWell Foundation** (healthwellfoundation.org) fournit une aide financière aux personnes atteintes d'un cancer ou d'autres maladies chroniques qui ne sont pas suffisamment couvertes par leur assurance.

Le **National Cancer Institute** (cancer.gov/about-cancer/managing-care/track-care-costs) propose des conseils pour gérer les coûts liés au cancer.

La **Patient Advocate Foundation** (patientadvocate.org) fournit des services de gestion de cas et une aide financière aux personnes atteintes d'un cancer ou d'autres maladies graves.

Triage Cancer (triagecancer.org) propose des formations gratuites sur les questions pratiques et juridiques aux personnes atteintes d'un cancer.

vos soins et vos souhaits personnels concernant les mesures à prendre (et à ne pas prendre).

Vous avez la possibilité de décider du moment où vous souhaiteriez interrompre le traitement contre le cancer. Vous pouvez également décider des traitements que vous voudriez recevoir pour soulager vos symptômes.

Une fois ces décisions prises, vous remplirez un document légal qui explique ce que vous souhaitez que l'on fasse si vous n'êtes plus en mesure d'en faire part à votre équipe soignante. Ce document s'appelle une « directive anticipée ». Les médecins sont tenus de suivre les instructions contenues dans cette directive anticipée lorsque vous êtes dans l'incapacité de prendre des décisions concernant vos soins.

Informez votre équipe soignante et votre famille de votre directive anticipée et de son contenu. Remettez une copie de votre directive anticipée à tous les médecins qui vous suivent. Veillez à en remettre une copie à toute personne que vous avez autorisée à prendre des décisions en votre nom (mandataire de soins de santé). Si votre famille ou vos proches ne sont pas d'accord avec votre plan, parlez-en à votre équipe soignante. Ces conversations difficiles avec vos proches peuvent parfois se dérouler en présence des membres de votre équipe soignante ou d'autres spécialistes.

Vous pouvez modifier votre plan préalable des soins à tout moment. Des conversations fréquentes avec votre équipe soignante peuvent vous aider.

Considérations relatives à la fin de vie

Les soins de fin de vie offrent un soutien médical, psychologique et spirituel aux personnes approchant la fin de leur vie ainsi qu'à leurs proches. L'objectif est d'assurer le confort, et non la guérison. On peut également les qualifier de « soins de confort » ou « soins palliatifs ».

Notez que les soins palliatifs constituent un type particulier de soins de fin de vie. Les soins palliatifs (*hospice*) désignent une prestation d'assurance spécifique pour les personnes dont l'espérance de vie est inférieure ou égale à 6 mois. Les soins palliatifs constituent un soutien pour les personnes en fin de vie en faisant appel à des professionnels de santé supplémentaires et à des ressources telles que les soins à domicile.

L'objectif des soins de fin de vie est d'apporter aux personnes le meilleur confort possible pendant le temps qui leur reste. Les soins peuvent être dispensés à domicile, dans un centre de soins palliatifs ou même à l'hôpital. L'un des principaux objectifs est de vous éviter la douleur et de vous permettre de quitter ce monde en douceur et avec dignité. Les médecins, infirmiers, travailleurs sociaux et aumôniers des centres de soins palliatifs sont des experts qui aident les patients à surmonter les difficultés spirituelles et psychologiques liées à la fin de vie.

« Trouvez un réseau de soutien qui connaît votre type de cancer et comprend votre parcours. Apprendre des autres et disposer d'un endroit sûr pour poser des questions est un énorme avantage. »

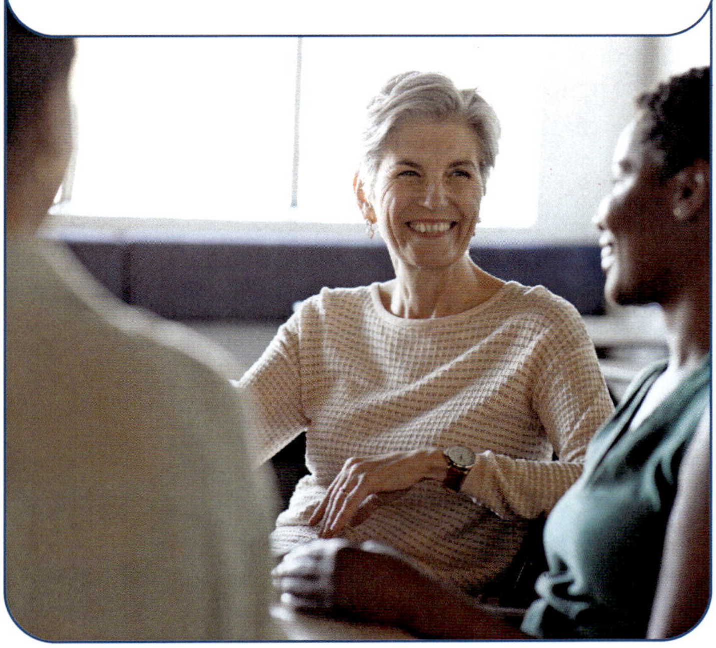

Le soutien aux membres de la famille est un élément essentiel des soins palliatifs. La plupart des programmes proposent des services de conseil et des groupes de soutien aux membres de la famille, y compris après le décès du patient. On parle alors de « deuil ». Il peut être très réconfortant de savoir que vos proches bénéficieront de ce soutien après votre départ.

Points clés

- Les soins de support visent à soulager les symptômes, les effets indésirables et les autres problèmes de santé liés au cancer.
- Les soins de support s'adressent au patient dans son ensemble, et pas seulement à son cancer.
- Les soins de support sont prodigués à tous les stades de la maladie, pas seulement en fin de vie.
- Si vous souffrez d'anxiété, demandez de l'aide pour gérer cette anxiété ou votre dépression.
- Si vous avez besoin d'une aide financière ou d'un moyen de transport, parlez-en à l'assistant social et aux accompagnateurs de votre équipe soignante ainsi qu'aux services financiers de l'hôpital.
- La planification préalable des soins vise à s'assurer que vos souhaits en matière de fin de vie sont compris et respectés.
- Les soins palliatifs sont destinés aux personnes en fin de vie. Ils sont axés sur le confort et la qualité de vie.

«

Soyez votre propre défenseur. Posez beaucoup de questions, même celles qui vous semblent délicates. N'ayez pas peur de demander un deuxième avis. Vous devez vous protéger et vous assurer que vous prenez les meilleures décisions pour vous, et que vous obtenez les meilleurs soins pour votre situation particulière. »

Questions à poser

- À qui puis-je parler de mes sentiments de tristesse ou d'anxiété ?
- Quelqu'un peut-il m'aider à trouver un groupe de soutien local ou régional ?
- Mon assurance couvrira-t-elle les traitements que vous recommandez ? Quelle somme devrai-je payer moi-même ?
- Mon régime d'assurance exige-t-il une autorisation préalable avant de commencer le traitement ?
- À qui puis-je m'adresser pour établir un plan préalable des soins ?

9
Autres ressources

Vous souhaitez en savoir plus ? Voici comment obtenir de l'aide supplémentaire.

Autres informations utiles

Cet ouvrage peut vous aider à améliorer la prise en charge de votre cancer. Il explique clairement les recommandations des experts et suggère des questions à poser à votre équipe soignante. Mais ce n'est pas la seule ressource à votre disposition.

Vous pouvez obtenir autant d'informations et d'aide que vous le souhaitez. De nombreuses personnes atteintes d'un cancer de la vessie souhaitent :

- Avoir des détails sur leur état de santé et leur traitement
- Trouver un professionnel de santé expert dans ce domaine
- Connaître les effets indésirables du traitement contre le cancer
- Savoir comment vivre confortablement avec une dérivation urinaire
- Connaître les chances de récidive du cancer
- Faire face aux problèmes de santé
- Obtenir une aide financière

Autres actions utiles

Votre centre de soins de santé peut vous aider à franchir les prochaines étapes. Il dispose souvent de ressources sur place utiles pour répondre à vos besoins et trouver des réponses à vos questions. Les centres de soins de santé peuvent également vous informer sur les ressources disponibles dans votre communauté.

Outre l'aide des professionnels de santé qui s'occupent de vous, les ressources répertoriées dans la section suivante offrent un soutien à de nombreuses personnes dans votre situation. Parcourez la liste et consultez les sites web indiqués pour en savoir plus sur ces organisations.

Où trouver de l'aide

American Bladder Cancer Society
bladdercancersupport.org

Bladder Cancer Advocacy Network
bcan.org

Cancer*Care*
cancercare.org

Cancer Hope Network
cancerhopenetwork.org

GRACE
cancergrace.org

Imerman Angels
imermanangels.org

National Coalition for Cancer Survivorship
canceradvocacy.org

Triage Cancer
triagecancer.org

United Ostomy Associations of America (UOAA)
ostomy.org

Questions à poser

- À qui puis-je m'adresser pour obtenir de l'aide en matière de logement, de nourriture et d'autres besoins fondamentaux ?
- Quelles sont les aides disponibles en matière de transport, de garde d'enfants et de soins à domicile ?
- Quels sont les autres services disponibles pour mes aidants et moi ?
- Comment puis-je entrer en contact avec d'autres personnes et mettre en place un système de soutien ?
- À qui puis-je m'adresser si je ne me sens pas en sécurité chez moi, au travail ou dans mon quartier ?

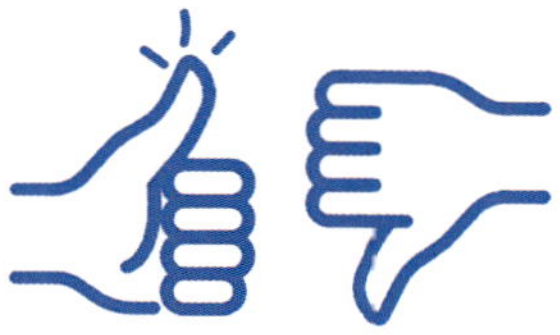

Donnez-nous votre avis !

Veuillez prendre un moment pour répondre à une enquête en ligne sur les NCCN Guidelines for Patients.

NCCN.org/patients/response

Mots clés

bacille de Calmette et Guérin (BCG)
Médicament d'immunothérapie administré directement dans la vessie pour traiter le cancer de la vessie.

biopsie
Intervention visant à prélever des échantillons de tissus ou de liquides pour les soumettre à des tests de dépistage de maladies.

cancer infiltrant le muscle
Cancer de la vessie qui a envahi la couche musculaire de la paroi vésicale.

cancer n'infiltrant pas le muscle
Cancer de la vessie qui n'a pas envahi la couche musculaire de la paroi vésicale.

carcinome in situ (CIS)
Zone plane de cellules cancéreuses qui ne s'est pas développée au-delà de son point d'origine.

carcinome urothélial
Cancer qui apparaît dans les cellules urothéliales tapissant l'intérieur des voies urinaires.

chimioradiothérapie
Traitement contre le cancer associant chimiothérapie et radiothérapie.

chimiothérapie
Médicaments anticancéreux qui interrompent le cycle cellulaire afin de détruire les cellules cancéreuses.

chimiothérapie dose-dense
Méthode permettant d'accélérer la chimiothérapie en réduisant l'intervalle entre les traitements.

conduit iléal
Type de dérivation urinaire dans lequel une partie de l'intestin grêle (iléon) est utilisée comme canal (conduit) pour évacuer l'urine hors du corps par un orifice (stomie) créé dans l'abdomen.

cystectomie
Intervention chirurgicale qui consiste à retirer l'intégralité ou une partie de la vessie.

cystectomie radicale
Intervention chirurgicale qui consiste à retirer la vessie, les ganglions lymphatiques voisins et d'autres organes du bassin.

cystoscopie
Examen permettant d'observer l'intérieur de la vessie à l'aide d'un instrument spécial introduit dans l'urètre. Se pratique généralement dans une salle d'intervention du cabinet médical.

cytologie urinaire
Examen de laboratoire effectué sur l'urine pour détecter un cancer ou des cellules précancéreuses.

dérivation urinaire
Type de chirurgie qui crée une nouvelle voie pour l'évacuation de l'urine après une cystectomie radicale.

dérivation urinaire continente
Type de dérivation urinaire dans lequel une partie du gros intestin est utilisée comme poche pour retenir l'urine. Également appelée poche d'Indiana.

grade du cancer
Évaluation de la différence entre les cellules cancéreuses et les cellules normales au microscope. Sert à prédire la vitesse à laquelle le cancer est susceptible de se développer ou de se propager.

hématurie
Présence de sang dans les urines.

imagerie par résonance magnétique (IRM)
Méthode d'imagerie qui utilise des ondes radio et des aimants puissants pour prendre des clichés de l'intérieur du corps.

immunothérapie
Traitement médicamenteux qui aide le système immunitaire de l'organisme à trouver et à détruire les cellules cancéreuses.

métastase
Propagation du cancer à une autre partie du corps.

néovessie
Type de dérivation urinaire dans lequel un segment de l'intestin grêle est transformé en un nouveau réservoir urinaire, relié directement à l'urètre.

radiothérapie
Traitement qui utilise des rayonnements à haute énergie (radiations) pour détruire les cellules cancéreuses.

récidive
Reprise d'un cancer après une période sans cancer.

résection
Intervention chirurgicale qui consiste à retirer autant de cancer que possible tout en laissant le reste du tissu ou de l'organe en place.

résection transurétrale de tumeur de la vessie (RTUTV)
Intervention chirurgicale visant à retirer des tumeurs de la vessie par l'urètre sans avoir à inciser l'abdomen.

stade
Évaluation de l'étendue du cancer dans l'organisme.

surveillance
Examens réguliers après la fin du traitement destinés à surveiller la récidive du cancer.

thérapie intravésicale
Traitement qui consiste à introduire un médicament directement dans la vessie à l'aide d'un cathéter.

tomodensitométrie (TDM)
Examen d'imagerie qui utilise des rayons X sous plusieurs angles pour réaliser une série de clichés de l'intérieur du corps.

traitement ciblé
Traitement contre le cancer qui peut cibler et attaquer des types spécifiques de cellules cancéreuses.

traitement d'entretien
Traitement visant à prolonger les résultats positifs après une bonne réponse au traitement, généralement administré avant toute progression potentielle.

traitement de première intention
Premier type de traitement administré pour une affection ou une maladie. Le traitement de première intention est considéré comme le meilleur traitement.

traitement local
Traitement administré à une zone ou à un organe spécifique du corps. Exemples : chirurgie et radiothérapie.

traitement systémique
Type de traitement qui agit sur l'ensemble de l'organisme.

uretères
Paire de conduits qui transportent l'urine des reins vers la vessie.

urétéroscopie
Intervention qui permet à un médecin de voir l'intérieur des reins et des uretères à l'aide d'un instrument spécial appelé urétéroscope.

urogramme
Méthode d'imagerie qui permet d'obtenir des clichés détaillés des reins, des uretères et de la vessie.

urothélium
Revêtement interne élastique de la vessie et d'autres organes des voies urinaires.

Contributeurs du NCCN

Ce guide à destination des patients est basé sur les NCCN Clinical Practice Guidelines in Oncology (NCCN Guidelines®) consacrées au cancer de la vessie, version 1.2025. Il a été adapté, révisé et publié avec l'aide des personnes suivantes :

Dorothy A. Shead, MS
Senior Director
Patient Information Operations

John Murphy
Senior Medical Writer

Susan Kidney
Senior Graphic Design Specialist

Les NCCN Clinical Practice Guidelines in Oncology (NCCN Guidelines®) consacrées au cancer de la vessie, version 1.2025, ont été élaborées par les membres du groupe d'experts du NCCN suivants :

*Thomas W. Flaig, MD
University of Colorado Cancer Center

*Philippe E. Spiess, MD, MS
Moffitt Cancer Center

Michael Abern, MD
Duke Cancer Institute

*Neeraj Agarwal, MD
Huntsman Cancer Institute at the University of Utah

*Rick Bangs, MBA
Patient Advocate

Jovan Begovic, MD
UT Southwestern Simmons Comprehensive Cancer Center

Jason Brown, MD, PhD
Case Comprehensive Cancer Center/ University Hospitals Seidman Cancer Center and Cleveland Clinic Taussig Cancer Institute

Mark K. Buyyounouski, MD, MS
Stanford Cancer Institute

Kevin Chan, MD
City of Hope National Medical Center

Sam S. Chang, MD, MBA
Vanderbilt-Ingram Cancer Center

Paul Chang, MD
The UChicago Medicine Comprehensive Cancer Center

Terence Friedlander, MD
UCSF Helen Diller Family Comprehensive Cancer Center

Khurshid A. Guru, MD
Roswell Park Comprehensive Cancer Center

Harry W. Herr, MD
Memorial Sloan Kettering Cancer Center

Jean Hoffman-Censits, MD
Johns Hopkins Kimmel Cancer Center

Hristos Kaimakliotis, MD
Indiana University Melvin and Bren Simon Comprehensive Cancer Center

Shilajit Kundu, MD
Robert H. Lurie Comprehensive Cancer Center of Northwestern University

Subodh M. Lele, MD
Fred & Pamela Buffett Cancer Center

Lin Mei, MD
Abramson Cancer Center at the University of Pennsylvania

Jeff Michalski, MD, MBA
Siteman Cancer Center at Barnes-Jewish Hospital and Washington University School of Medicine

Jeffrey S. Montgomery, MD, MHSA
University of Michigan Rogel Cancer Center

Mamta Parikh, MD, MS
UC Davis Comprehensive Cancer Center

Anthony Patterson, MD
St. Jude Children's Research Hospital/ The University of Tennessee Health Science Center

Charles Peyton, MD
O'Neal Comprehensive Cancer Center at UAB

Elizabeth R. Plimack, MD, MS
Fox Chase Cancer Center

Mark A. Preston, MD, MPH
Dana-Farber/Brigham and Women's Cancer Center

*Kyle Richards, MD
University of Wisconsin Carbone Cancer Center

Arlene O. Siefker-Radtke, MD
The University of Texas MD Anderson Cancer Center

Tyler Stewart, MD
UC San Diego Moores Cancer Center

Debasish Sundi, MD
The Ohio State University Comprehensive Cancer Center - James Cancer Hospital and Solove Research Institute

Matthew Tollefson, MD
Mayo Clinic Comprehensive Cancer Center

Jonathan Tward, MD, PhD
Huntsman Cancer Institute at the University of Utah

Jonathan L. Wright, MD, MS
Fred Hutchinson Cancer Center

NCCN

Carly J. Cassara, MSc
Guidelines Layout Specialist

Lisa Gurski, PhD
Senior Manager, Licensed Clinical Content

Bailee Sliker, PhD
Oncology Scientist/Medical Writer

* A révisé ce guide à destination des patients. Pour les déclarations d'intérêt, rendez-vous sur NCCN.org/disclosures.

Centres de lutte contre le cancer du NCCN

Abramson Cancer Center
at the University of Pennsylvania
Philadelphie, Pennsylvanie
+1 800.789.7366 • *pennmedicine.org/cancer*

Case Comprehensive Cancer Center/
University Hospitals Seidman Cancer Center and
Cleveland Clinic Taussig Cancer Institute
Cleveland, Ohio
UH Seidman Cancer Center
+1 800.641.2422 • *uhhospitals.org/services/cancer-services*
CC Taussig Cancer Institute
+1 866.223.8100 • *my.clevelandclinic.org/departments/cancer*
Case CCC
+1 216.844.8797 • *case.edu/cancer*

City of Hope National Medical Center
Duarte, Californie
+1 800.826.4673 • *cityofhope.org*

Dana-Farber/Brigham and Women's Cancer Center | Mass General Cancer Center
Boston, Massachusetts
+1 877.442.3324 • *youhaveus.org*
+1 617.726.5130 - *massgeneral.org/cancer-center*

Duke Cancer Institute
Durham, Caroline du Nord
+1 888.275.3853 • *dukecancerinstitute.org*

Fox Chase Cancer Center
Philadelphie, Pennsylvanie
+1 888.369.2427 • *foxchase.org*

Fred & Pamela Buffett Cancer Center
Omaha, Nebraska
+1 402.559.5600 • *unmc.edu/cancercenter*

Fred Hutchinson Cancer Center
Seattle, Washington
+1 206.667.5000 • *fredhutch.org*

Huntsman Cancer Institute at the University of Utah
Salt Lake City, Utah
+1 800.824.2073 • *healthcare.utah.edu/huntsmancancerinstitute*

Indiana University Melvin and Bren Simon Comprehensive Cancer Center
Indianapolis, Indiana
+1 888.600.4822 • *www.cancer.iu.edu*

Johns Hopkins Kimmel Cancer Center
Baltimore, Maryland
+1 410.955.8964
www.hopkinskimmelcancercenter.org

Mayo Clinic Comprehensive Cancer Center
Phoenix/Scottsdale, Arizona
Jacksonville, Floride
Rochester, Minnesota
+1 480.301.8000 • Arizona
+1 904.953.0853 • Floride
+1 507.538.3270 • Minnesota
mayoclinic.org/cancercenter

Memorial Sloan Kettering Cancer Center
New York, New York
+1 800.525.2225 • *mskcc.org*

Moffitt Cancer Center
Tampa, Floride
+1 888.663.3488 • *moffitt.org*

O'Neal Comprehensive Cancer Center at UAB
Birmingham, Alabama
+1 800.822.0933 • *uab.edu/onealcancercenter*

Robert H. Lurie Comprehensive Cancer Center
of Northwestern University
Chicago, Illinois
+1 866.587.4322 • *cancer.northwestern.edu*

Roswell Park Comprehensive Cancer Center
Buffalo, New York
+1 877.275.7724 • *roswellpark.org*

Siteman Cancer Center at Barnes-Jewish Hospital
and Washington University School of Medicine
St. Louis, Missouri
+1 800.600.3606 • *siteman.wustl.edu*

St. Jude Children's Research Hospital/
The University of Tennessee Health Science Center
Memphis, Tennessee
+1 866.278.5833 • *stjude.org*
+1 901.448.5500 • *uthsc.edu*

Stanford Cancer Institute
Stanford, Californie
+1 877.668.7535 • *cancer.stanford.edu*

The Ohio State University Comprehensive Cancer Center - James Cancer Hospital and Solove Research Institute
Columbus, Ohio
+1 800.293.5066 • *cancer.osu.edu*

The UChicago Medicine Comprehensive Cancer Center
Chicago, Illinois
+1 773.702.1000 - *uchicagomedicine.org/cancer*

The University of Texas MD Anderson Cancer Center
Houston, Texas
+1 844.269.5922 • *mdanderson.org*

UC Davis Comprehensive Cancer Center
Sacramento, Californie
+1 916.734.5959 • +1 800.770.9261
health.ucdavis.edu/cancer

UC San Diego Moores Cancer Center
La Jolla, Californie
+1 858.822.6100 • cancer.ucsd.edu

UCLA Jonsson Comprehensive Cancer Center
Los Angeles, Californie
+1 310.825.5268 • uclahealth.org/cancer

UCSF Helen Diller Family Comprehensive Cancer Center
San Francisco, Californie
+1 800.689.8273 • cancer.ucsf.edu

University of Colorado Cancer Center
Aurora, Colorado
+1 720.848.0300 • coloradocancercenter.org

University of Michigan Rogel Cancer Center
Ann Arbor, Michigan
+1 800.865.1125 • rogelcancercenter.org

University of Wisconsin Carbone Cancer Center
Madison, Wisconsin
+1 608.265.1700 • uwhealth.org/cancer

UT Southwestern Simmons Comprehensive Cancer Center
Dallas, Texas
+1 214.648.3111 • utsouthwestern.edu/simmons

Vanderbilt-Ingram Cancer Center
Nashville, Tennessee
+1 877.936.8422 • vicc.org

Yale Cancer Center/Smilow Cancer Hospital
New Haven, Connecticut
+1 855.4.SMILOW • yalecancercenter.org

partagez votre expérience avec nous.

Répondez à notre enquête et contribuez à améliorer les NCCN Guidelines for Patients pour tout le monde !

NCCN.org/patients/comments

Index

Made in United States
North Haven, CT
03 October 2025

80380891R00049